DES

DIVERSES MÉTHODES

DE

TRAITEMENT DES PLAIES

PAR

Le Dr DUBRUEIL

Ancien prosecteur de la Faculté de médecine de Paris.

PARIS

F. SAVY, LIBRAIRE-ÉDITEUR

24, RUE HAUTEFEUILLE.

—

1869

DIVERSES MÉTHODES

DE

TRAITEMENT DES PLAIES

DES

DIVERSES MÉTHODES

DE

TRAITEMENT DES PLAIES

PAR

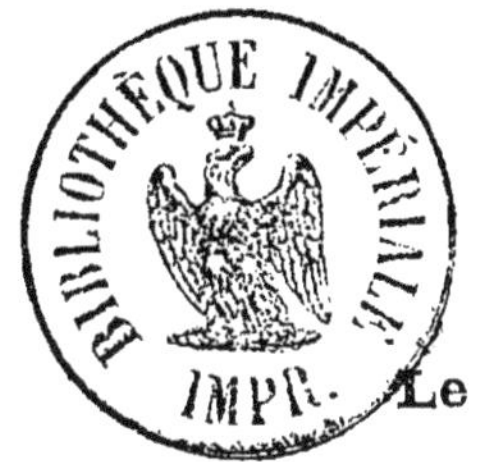

Le Dr DUBRUEIL

Ancien prosecteur de la Faculté de médecine de Paris.

PARIS

F. SAVY, LIBRAIRE-ÉDITEUR

24, RUE HAUTEFEUILLE.

1869

VALEUR RELATIVE

DES DIFFÉRENTS MODES

DE

TRAITEMENT DES PLAIES

A LA SUITE DES OPÉRATIONS

Le sujet qui nous est échu est d'une importance capitale et d'une incontestable actualité. Aujourd'hui, en effet, que l'architecture et l'hygiène hospitalières ont tant progressé depuis le rapport de Ténon, que le manuel opératoire est arrivé à un degré de simplicité et de perfectionnement remarquable ; aujourd'hui que, grâce à l'efficacité de nos procédés hémostatiques, l'hémorrhagie n'est presque jamais un danger, et que l'anesthésie a supprimé la douleur, il semblerait, de prime abord, que la plupart des opérations doivent avoir un heureux résultat. Qu'il est loin d'en être ainsi, et quelle désillusion éprouverait celui qui, imbu de cette idée, ouvrirait le nécrologe des hôpitaux de Paris ! Il y verrait la mort survenant à la suite des opérations les moins importantes : c'est que toutes les bonnes conditions que je viens de signaler sont encore impuissantes à prévenir l'érysipèle, la lymphite, la phlébite, l'infection purulente.

Aux chirurgiens de notre époque incombe donc la tâche de chercher à neutraliser ces fléaux. Des tentatives, dans deux voies différentes, ont été faites dans ce but depuis quelques années. Changement dans les moyens de diérèse, modifications dans le traitement des plaies, tels sont les moyens employés à cet effet : c'est de ce dernier point que j'ai à m'occuper. J'aurai à signaler l'application de moyens entièrement nouveaux ou de moyens oubliés et remis à neuf, à les comparer aux méthodes anciennes sur lesquelles j'insisterai moins longuement, et enfin à les juger.

Ce travail sera divisé en deux parties : la première consistera dans l'exposition des divers modes de traitement des plaies ; la seconde renfermera le parallèle des différentes méthodes, leurs avantages, leurs inconvénients, enfin le jugement que je croirai pouvoir porter sur elles.

PREMIÈRE PARTIE

Pour que nulle équivoque n'existe dans mon sujet, je commencerai par rappeler et adopter la définition des plaies la plus généralement acceptée aujourd'hui, celle du *Compendium :* « On donne le nom de plaie à une solution de continuité apparente, c'est-à-dire dans laquelle la membrane tégumentaire est intéressée, ordinairement saignante au moment où elle vient d'être produite, et occasionnée par une violence extérieure. » (*Compendium de chirurgie,* t. I, p. 305.)

Cette définition embrasse toutes les solutions de continuité qui résultent d'une opération quelconque, voire même de l'application de la ligature et de la cautérisation.

Je m'occuperai spécialement des plaies que produisent les opérations faites avec l'instrument tranchant. Celles qui résultent de l'application de la ligature lente, de l'écrasement linéaire, de la ligature extemporanée, du cautère actuel ou potentiel, rentrent aussi dans mon sujet; mais pour elles le traitement a une bien moindre importance puisque ces plaies, au moins dans l'opinion des chirurgiens qui préconisent ces modes opératoires, empruntent à ces méthodes mêmes les moyens d'échapper aux dangers que nous cherchons à prévenir. Quant aux plaies sous-cutanées, leur traitement est nul.

Les différents moyens de traitement des plaies, quelque nombreux et variés qu'ils soient, peuvent tous se ranger sous les deux chefs suivants :

Dans la première classe, se placent tous ceux par lesquels on cherche à éviter, à supprimer la suppuration, à obtenir la réunion immédiate, réunion par première intention.

La seconde comprend les divers modes de pansement qui n'ont pas pour but d'empêcher la suppuration, et dont la réunion médiate doit être le résultat.

Je ne crois pas devoir faire une catégorie spéciale de cette méthode qui consiste à rapprocher les bords d'une plaie que l'on a d'abord laissé suppurer, méthode que l'on désigne sous le nom de réunion immédiate secondaire. Je la ferai rentrer dans la réunion médiate.

1° Réunion immédiate.

Je n'entreprendrai pas de faire l'historique de la réunion immédiate, ce qui serait un hors-d'œuvre ; on le trouvera, du reste, exposé dans l'ouvrage de Serres, de Montpellier, intitulé : *Traité de la réunion immédiate, et de son influence sur les progrès récents de la chirurgie dans toutes les opérations.* Je vais me borner ici à exposer rapidement les moyens employés pour l'obtenir. Ces moyens sont : l'immobilité, la position, les bandages et appareils, les agglutinatifs, le collodion, les serres-fines et les sutures.

L'immobilité est recommandée dans tous les traitements.

La position a une assez grande importance, elle peut servir soit à tendre les parties, soit à les relâcher.

Les bandages ne constituent guère qu'un moyen accessoire. Il en est deux, cependant, qui jouissaient autrefois d'un certain renom : le bandage unissant des plaies en travers, et le bandage unissant des plaies en long.

En fait d'appareils, j'en citerai un très-ingénieux employé par M. le professeur Laugier pour les amputations des membres. Il place sur le moignon, en avant et en arrière, deux lames de liége mince, coupées carrément à leur partie supérieure, mais terminées à leur bord inférieur, c'est-à-dire celui qui regarde la plaie, par une série de prolongements digitiformes pourvus de cordonnets. Ces liéges se moulent exactement sur le moignon; en tirant sur les cordonnets que l'on attache, on rapproche et on maintient exactement les bords de la plaie.

Les agglutinatifs les plus usités sont le sparadrap de diachylon, le taffetas d'Angleterre et le taffetas français. Ces deux derniers ne sont guère en usage que pour les petites plaies. Le diachylon s'emploie pour les solutions de continuité plus considérables. Quand la plaie a une certaine étendue et que ses bords ont une tendance marquée à l'écartement, ces moyens seuls sont insuffisants, et ne constituent guère que des adjuvants de la suture.

Le collodion appliqué soit sans intermédiaire, soit sur des bandelettes que l'on imbibe (thèse de Fourgniaud. De la sous-cutanisation des plaies par la réunion collodionnée; Paris, 1859) est un puissant moyen d'union qui jouit, en outre, de la propriété d'être imperméable aux liquides. Étendu sur toute la plaie, il forme un enduit protecteur qui la soustrait au contact de l'air. Mélangé avec de l'huile de ricin, il se solidifie moins vite et constitue le collodion élastique.

Les serres-fines, inventées par Vidal (de Cassis), et dont

l'idée première se trouve dans Albu-Casis (*Chirurgie*, lib. xxii, sect. 58, p. 378) qui raconte que de son temps les empiriques, pour réunir les plaies des intestins, rapprochaient les bords de la division, les faisaient mordre tous les deux à la fois par de grosses fourmis, et coupaient ensuite le corps de ces animaux, sont employées dans les plaies superficielles, et dans lesquelles la tendance à l'écartement n'est pas très-marquée. Après l'opération du phimosis elles constituent le moyen de réunion le plus usité.

Quant aux sutures, en voici la nomenclature :

Suture à anse ;

Suture entrecoupée à fils de lin, de chanvre, de soie, ou à fils métalliques ;

Suture à points continus, en surjet ou du pelletier ;

Suture à points passés ;

Suture en bourse ;

Suture enchevillée ;

Suture entortillée.

Puis viennent des sutures plus spécialement appliquées à des cas déterminés, et qui n'ont guère été mises en usage que par leurs inventeurs, telles sont :

La suture serpentine de Jobert de Lamballe ;

La suture de Chassaignac, qui consiste à n'intéresser que les couches profondes du derme, sans comprendre toute l'épaisseur de ce dernier dans les moyens de suture.

La suture mixte et en faufil de Bertherand ;

La suture profonde de Heurteloup ;

La suture en broche de Maisonneuve ;

La suture implantée et la suture à plans superposés de Bouisson.

Les sutures les plus usitées sont la suture entrecoupée et la suture entortillée, auxquelles on adjoint souvent des bandelettes emplastiques. La dernière est surtout mise en usage lorsqu'il y a une épaisseur considérable de tissus à rapprocher, et que les parties présentent une tendance très-marquée à l'écartement.

La suture entrecoupée avec des fils métalliques d'argent ou de plomb a, pendant quelque temps, joui d'une grande faveur. On lui accordait, un peu légèrement, la propriété de ne pas diviser et de ne pas irriter les tissus. Aujourd'hui, on revient de cette opinion avantageuse, et l'on reproche à la suture métallique d'être très-difficile à enlever, que les fils aient été fixés par la torsion ou à l'aide des tubes de Galli.

Suivant les cas, on laisse à nu la plaie que l'on a cousue, ou bien on applique un pansement simple ou seulement un linge mouillé.

Il est, en outre, lorsqu'on poursuit la réunion immédiate, des précautions particulières à prendre relativement à l'hémostase ; car, quoi qu'en ait dit Hunter, le sang qui s'épanche entre les lèvres de la plaie, agit comme un corps étranger et s'oppose à la réunion. Il faut d'abord éponger la plaie avec de l'eau tiède, de peur que le contact de l'eau froide ne détermine le resserrement momentané des vaisseaux qui donneraient du sang plus tard. lorsque la chaleur reviendrait dans la partie. Il faut ne faire le pansement définitif qu'un certain temps après que l'opération est terminée, pour être bien sûr que le mouvement circulatoire est rétabli, et que tous les vaisseaux qui doivent donner du sang en ont déjà donné. Une autre précaution importante consiste à laisser dans la plaie le moins de corps étrangers possible ; de là l'idée d'employer pour les ligatures des fils formés de tissus animaux, et que l'on croyait susceptibles d'être absorbés. Mais l'expérience n'a pas con-

firmé ces idées préconçues. De là encore l'origine de la
torsion, du refoulement, de la perplication, de la mâchure.
Le premier seul de ces moyens est sérieusement applicable, et encore aux petites artères seulement.

On a, toujours pour éviter la suppuration, pris des fils
aussi fins que possible. Delpech et Lawrence, dans des cas
où il y avait un grand intérêt à obtenir la réunion immédiate, coupaient les fils tout près du nœud, et attendaient
qu'ils fussent expulsés par quelque abcès éliminateur. Je
n'ai pas besoin d'insister sur les inconvénients de ce procédé. Bouisson (Nouveaux moyens de contribuer au succès
de la réunion immédiate ; *Tribut à la chirurgie*, t. I,
p. 448) a voulu prévenir la suppuration, quand il a songé
à diriger les fils vers l'extérieur, par le plus court chemin
à travers l'épaisseur même de la peau. L'acupressure de
Simpson est aussi destinée à empêcher la suppuration et à
favoriser la réunion immédiate. (Simpson, *De l'Acupressure*, traduction française ; Paris, 1864.)

Tels sont, en quelques mots, les moyens employés par
les chirurgiens partisans de la réunion immédiate. A plus
tard l'appréciation de cette méthode.

Voyons maintenant le traitement des plaies pour lesquelles on se contente de la réunion secondaire. Le
grand nombre et la diversité des moyens employés en
rend l'exposition très-difficile. Les énumérer, suivant l'ordre chronologique de leur application, serait sans doute
le procédé le plus commode, mais il me paraît préférable
de suivre un ordre plus philosophique, et de les classer
d'après leur mode d'action réel ou supposé.

J'étudierai donc successivement le traitement des plaies :

1° Par l'application de substances inertes ;

2° Par celle de substances astringentes ;

3° Par la méthode antiphlogistique ;

4° Par les désinfectants ;

5° Par les moyens propres à coaguler l'albumine ;

6° Par l'occlusion simple ;

7° Par l'occlusion pneumatique et l'aspiration continue.
J'insisterai surtout sur les quatre dernières séries de moyens, en raison de leur nouveauté ou de leur importance.

1°· *Substances inertes.*

Je me contenterai d'énumérer les plus usitées et les plus nouvelles de ces substances. Donner une nomenclature complète de toutes les drogues de la polypharmacie serait une œuvre fastidieuse et complétement inutile. Je m'occuperai seulement du cérat, de la charpie, de la glycérine, du plomb laminé, de la ventilation.

Le cérat, dont l'effet principal est d'empêcher les pièces du pansement de se coller à la plaie lorsque la suppuration n'est pas encore établie, s'oppose plus tard à l'absorption du pus par la charpie et salit les bords de la plaie. On l'applique sur des plumasseaux, comme Roux, ou sur un linge fenêtré, comme Dupuytren.

La charpie est à l'état de charpie brute ou de charpie râpée. On appelle tissu-charpie, charpie anglaise, lint, un tissu fabriqué avec une toile de lin ou de chanvre floconneuse sur une de ses faces, et lisse sur la face opposée. Mayor, de Lausanne, a proposé de remplacer la charpie par la ouate ou le coton cardé.

Je rangerai au nombre des corps inertes la glycérine, dont, dans ces dernières années, on a voulu faire une sorte de panacée propre à guérir même la pourriture d'hôpital, cette complication qui ne cède que devant

les moyens les plus énergiques (Demarquay. *De la Glycérine et de ses applications à la chirurgie et à la médecine ;*
Paris, 1867) ; et je suis d'accord, en cela, avec le professeur Denonvilliers qui a été un des premiers à l'employer.

Ce chirurgien éminent n'hésite pas à considérer la
glycérine comme empruntant son principal mérite à la
propreté qu'elle permet de maintenir au niveau de la
plaie (séance de la Société de chirurgie, 24 novembre 1865). A cause de son affinité pour l'eau, elle pourrait
à la rigueur être considérée comme légèrement antipu-
tride. Lorsqu'on emploie la glycérine, il faut avoir soin
qu'elle soit pure, c'est-à-dire neutre, condition que remplit
plus généralement la glycérine anglaise ; sans cela elle
constitue un corps très-irritant. Pour panser une plaie, on
imbibe de glycérine soit un linge fenêtré, soit des plumasseaux de charpie. A la glycérine pure M. Desormeaux
préfère le glycérolé d'amidon. (Société de chirurgie,
12 juin 1861.)

Réveillé-Parise a proposé l'emploi du plomb laminé
qui n'a pas passé dans la pratique chirurgicale. (*Archives
de médecine*, 5e année, tome XIV, page 456.)

La ventilation des plaies destinée à produire la cicatrisation sous-cutanée a été employée par Bouisson (De la
ventilation des plaies et des ulcères ; *Tribut à la chirurgie,*
tome II, page 153. Montpellier, 1861.)

Dans le but d'obtenir une cicatrisation sous-crustacée, la
plaie est laissée à nu, et trois ou quatre fois par jour le malade
souffle pendant un quart d'heure à l'aide d'un simple souf-
flet. Bouisson attribue à cette pratique une action sédative,
une action astringente, une action protectrice ou isolante,
une action antiseptique. Quoi qu'il en soit de toutes ces ac-
tions, j'ai vu appliquer dans le service de l'inventeur ce

traitement des plaies et des ulcères ; il ne m'a jamais paru merveilleux, et la preuve qu'il n'a rien de bien excellent, c'est qu'il y a renoncé lui-même depuis longtemps.

2° Moyens astringents ou stimulants.

Ici se rangent un grand nombre de pommades, d'onguents bien plus usités autrefois que de nos jours ; la pommade au précipité rouge est encore quelquefois employée; l'onguent styrax ne l'est plus guère et les autres le sont moins encore. Le vin aromatique est assez souvent mis en usage.

Rivaillé a proposé de traiter les plaies par l'alun calciné, soit en nature, soit en dissolution (*Archives de médecine*, 4° série, tome XV) ; mais ce procédé n'a pas passé dans la pratique chirurgicale.

Je pourrais ici passer en revue une série d'astringents ; mais ils ne servent que pour remplir des indications spéciales.

3° Méthode antiphlogistique.

Je rangerai dans cette méthode les cataplasmes, les applications hydriatiques, l'incubation.

Les cataplasmes usités pour le traitement des plaies sont des cataplasmes tièdes ou froids, de farine de lin ou de fécule. Jarjavay se servait souvent, après ses opérations, de cataplasmes froids et en retirait de bons effets.

L'eau peut être appliquée à des températures variables et de diverses façons. Son emploi remonte à la plus haute antiquité, et on le trouve signalé dans Hippocrate.

La science possède sur ce point de thérapeutique chirurgicale de nombreuses monographies, parmi lesquelles je signalerai spécialement celle de Lombard (Précis sur les propriétés de l'eau simple employée comme topique dans la cure des maladies chirurgicales, in Opuscules de chirurgie, 1786), celle d'Auguste Bérard (Mémoire sur l'emploi de l'eau froide dans le traitement des maladies chirurgica-les, *Archives de médecine*, 1835), la thèse de Malgaigne pour le concours de clinique chirurgicale sur l'irrigation dans les affections chirurgicales, 1841 ; et enfin la thèse inaugu-rale d'Auguste Amussat (De l'Emploi de l'eau en chirurgie; Paris, 1850). Ce dernier travail est très-complet et renferme un bon historique de la question.

L'eau, comme je viens de le dire, peut être employée à des températures variables : à l'état de glace, à l'état d'eau froide de 0° à 10°, à l'état d'eau tiède entre 18° et 25° et à celui d'eau chaude de 30° à 35°.

Les effets produits varient naturellement avec la tempé-rature de l'eau ; mais, qu'elle soit chaude, tiède ou froide, ils ont cela de commun qu'ils ont une action plus ou moins antiphlogistique. La glace et l'eau froide enlevant du ca-lorique et faisant contracter les capillaires, sont manifeste-ment antiphlogistiques. De 30° à 35° l'eau relâche les tissus et devient ainsi un émollient. A une température moyenne, elle participe à la fois des propriétés des deux précédentes.

Les modes d'application de l'eau sont : l'imbibition, l'ir-rigation et l'immersion.

L'imbibition consiste à appliquer sur la partie des com-presses ou des morceaux de flanelle mouillés. Percy, pour éviter le refroidissement et l'évaporation, recouvrait d'un tissu imperméable les pièces imbibées, et en Angleterre Liston en faisait autant. Josse et Bérard ne tardèrent pas, chacun de leur côté, à être frappés de l'infidélité de ce mode d'application de l'eau qui exige une surveillance continuelle, et c'est alors qu'ils proposèrent l'irrigation continue. Amussat (*loco citato*, p. 66) donne les conditions d'un bon pansement par imbibition. Il doit laisser passer le pus, rendre l'humectation constante, et empêcher l'évaporation du liquide, afin que la température ne change pas. Pour remplir ce but, l'auteur propose un pansement composé de quatre pièces qu'il nomme : le crible, l'absorbant, l'humectant et l'inévaporant. Le crible est un tissu percé d'un grand nombre de trous, l'absorbant est un vieux linge de toile ou de coton. Comme humectant, l'auteur préfère l'amadou, et enfin l'inévaporant est un tissu imperméable. Avec ce pansement, on emploie généralement l'eau tiède.

L'irrigation consiste dans l'écoulement uniforme d'un liquide à la surface des tissus. De très-nombreux appareils ont été inventés à cet effet. Le plus simple et partant le meilleur est celui de H. Larrey. Il se compose : 1° d'un seau placé au-dessus de la région malade, 2° d'un second vase pour recevoir l'eau après qu'elle a baigné la partie, 3° d'un siphon de verre ou de fer-blanc d'un petit diamètre, qui plonge dans le liquide et le déverse sur la plaie. Une toile cirée sert à protéger la literie. Souvent le siphon est remplacé par une simple bande fixée à la partie inférieure du vase.

L'immersion, est un bain local ou général. Elle a été appliquée surtout par Mayor de Lausanne (De la Localisation des bains sur les diverses parties du corps humain, 1841), par Langenbeck et par Valette, de Lyon (Pupier, thèse de Paris, 1855).

Des appareils assez complexes ont été employés à cet usage. Voici comment procède Langenbeck à la suite des amputations (*Gazette hebdomataire de Paris*, 1856, p. 184). Il emploie l'immersion immédiatement après le pansement, qui consiste dans l'application de la suture entrecoupée et d'une bande roulée. Il place le membre dans l'appareil, et il verse de l'eau à la température de 8° à 10°. Lorsqu'il y a menace de réaction violente ou d'hémorrhagie, la température est abaissée ; si ces dangers sont conjurés, il porte peu à peu la chaleur de l'eau à 25° ou 30° et s'arrête là. Il recommande d'avoir soin de faire pénétrer l'eau dans tous les points de la plaie, d'éviter que le lit devienne humide et de donner au membre blessé une position légèrement inclinée. L'eau est renouvelée une ou deux fois par jour, et même trois ou quatre fois si la plaie suppure abondamment. Chaque fois qu'on la change, on a soin de nettoyer la caisse avec de petites éponges imbibées d'eau chlorurée.

Après la taille, Langenbeck et Larrey ont employé l'immersion sous forme de bains de siége.

L'immersion, essayée dans les hôpitaux de Paris, n'a pas donné entre les mains de Laugier, de Gosselin, de Larrey des résultats aussi favorables que ceux obtenus par Langenbeck ; mais on peut peut-être l'attribuer à ce que les chirurgiens français ont plutôt employé l'irrigation que l'immersion, et en outre ne se sont pas servis d'eau à la même température que celle dont se sert Langenbeck.

En somme, les applications hydriatiques ne sont guère usitées en France après les opérations que pour les petites plaies, et on se sert alors tout simplement d'un linge ou d'un gâteau de charpie imbibée d'eau froide, que l'on mouille de temps en temps, et qu'on laisse en place une journée à peu près. On peut avoir recours à cette méthode, soit que l'on veuille obtenir la réunion immédiate, soit que l'on se contente de la cicatrisation secondaire. Il est clair que, dans le premier cas, on emploie en outre les moyens propres à affronter les parties. Du reste, l'irrigation et l'immersion peuvent aussi être employées, soit avec la suture lorsqu'on poursuit la réunion immédiate, soit

seule lorsqu'on ne cherche pas à l'obtenir. En Angleterre,
l'eau est beaucoup plus usitée, et presque toujours c'est du
lin imbibé d'eau dont on se sert. On applique l'eau de la
façon suivante : 1° comme topique d'expectation (20 à 30),
2° comme topique sédatif (0 à 25), 3° comme topique émollient (35 à 40). C'est le premier pansement qui porte le
nom de *water dressing* (Topinard, Quelques aperçus sur
la chirurgie anglaise, 1860, p. 73).

L'incubation (J. Guyot, De l'Emploi de la chaleur dans
le traitement des maladies ; Paris, 1842) consiste à soumettre les parties à l'action prolongée d'une certaine chaleur,
à l'aide de l'air atmosphérique artificiellement échauffé.
Autant que possible, il faut s'abstenir de tout pansement.
On peut cependant, dans des cas déterminés, employer des
bandelettes, des compresses graduées, une bande roulée.

La partie opérée est placée dans une caisse rectangu-
laire, dont la température, à l'aide d'une lampe à l'huile
ou mieux à alcool, est portée à 36° centigrades. Elle doit
osciller entre 30° et 40°. Guyot attribue à sa méthode des
propriétés multiples, et dont quelques-unes semblent s'ex-
clure. C'est ainsi que l'action générale serait tour à tour
tonique, antiphlogistique, stimulante, etc. L'effet local paraît être antiphlogistique. Sous l'influence de l'incubation,
dont la durée moyenne est de 10 à 20 jours, on voit diminuer la douleur, la rougeur, le gonflement, s'il en existait
déjà. La peau prend les caractères de l'état normal. Il y a
d'abord une assez abondante sécrétion de sérosité purulente, puis une suppuration de bonne nature, formation de
croûtes qu'il faut détacher tous les deux ou trois jours.

Voici la statistique donnée par Guyot (*loco citato*,
p. 225) :

Amputations	Guérisons	Morts
de cuisse	13	8	5
de jambe	8	5	3
d'avant-bras	1	1	»
du gros orteil	1	1	»
de l'annulaire	1	1	»

Cette statistique n'est pas en somme entièrement favorable à la méthode, et du reste lorsque Bonnet à Lyon et Satis à Vendôme ont employé l'incubation, ils n'en ont pas obtenu un très-bon résultat. Elle est d'ailleurs tombée en désuétude.

Désinfectants. — Les agents désinfectants ont dans ces dernières années vivement attiré l'attention des chirurgiens; et ont donné lieu à de nombreux travaux parmi lesquels je citerai : le rapport de Velpeau à l'Académie des sciences de 1860 et les mémoires de Chalvet et de Réveil (Académie de médecine 1862). Néanmoins il est encore difficile de faire un choix; c'est qu'en effet les conditions dans lesquelles sont employés les agents désinfectants sont loin d'être toujours identiques.

En général, le pus, au moment de sa sécrétion, est sans odeur et exempt de propriétés délétères; puis il subit une fermentation qui le rend putride, fermentation qui, comme l'a démontré Pasteur, nécessite deux choses : une substance fermentescible et des substances organiques venues du dehors ou se formant sur place. D'autres fois le pus est déjà fétide au moment de sa production; il est évident que les désinfectants appliqués à ces deux cas devront avoir un mode d'action différent. Ainsi, dans l'un, il faudra s'attacher à prévenir la décomposition du pus, ou, si elle est déjà commencée, en enrayer la marche et en neutraliser les effets funestes; dans l'autre, au contraire, c'est sur les surfaces pyogéniques elles-mêmes que l'on devra agir; de là, deux grandes classes de désinfectants (1) : les désinfectants par action chimique, et les désinfectants par modification de la vitalité, auxquels il faut ajouter les désinfectants par action physique ou mécanique. Telle est la classification donnée par M. Chalvet dans le mémoire déjà signalé; telle est aussi celle que nous adopterons, en nous réservant d'insister plus spécialement sur les désinfectants chimiques. C'est à eux, en effet, que l'on a le plus souvent recours, du moins dans le traitement des plaies chirurgicales. C'est aussi parmi eux seulement que l'on peut espérer trouver le désinfectant par excellence, c'est-à-dire, comme le dit Réveil, une substance qui agisse à la fois en masquant l'odeur et en s'opposant à la putréfaction, en donnant de la vitalité aux tissus et en détruisant l'action toxique des produits morbides, ainsi que leur action irritante et corrosive (Réveil, Mémoire sur les désinfectants, *in Archives de medecine*, janvier et février 1863).

Les modificateurs de la vitalité sont les cautères actuel et potentiel, et les substances qui, sans agir comme caustiques à l'état de dissolution sous lequel elles sont employées, agissent en modifiant les surfaces pyogéniques. Telles sont:

---

(1) Giraldès (Mouvement médical, 11 avril 1869), divise les désinfectants en 1° ceux qui cèdent aux matières organiques, l'oxygène qui entre dans leur composition (permanganate de potasse); 2° ceux qui abandonnent indirectement de l'oxygène (hypochlorites); 3° ceux qui tendent à coaguler les principes albumineux (tannin, alcool); 4° ceux qui enlèvent l'eau aux matières albuminoides (chlorure de sodium); 5° d'autres enfin s'adressent aux parties putréfiées (sulfate de fer, de zinc, charbon).

l'iode, le chlorure de zinc, le chlorate de potasse, le perchlorure de fer dont je m'occuperai dans un autre chapi-
tre, la térébenthine, et l'alcool qui sera aussi étudié avec
une autre classe de médicaments. M. de Morgan a employé
avec succès, à l'hôpital de Middlesex, le lavage des plaies
avec une solution de chlorure de zinc dans la proportion
de 2 gr. 50 de sel pour 32 gr. d'eau. (Bulletin de thérapeutique 1866, tome LXXII, p. 386). Quant au chlorate
de potasse, Foucher, qui l'a employé pendant cinq mois,
dit s'en être bien trouvé. (Bulletin de thérapeutique 1867,
tome LXXI, page 2); et d'ailleurs, à une époque antérieure, il avait été employé à Bicêtre dans le service de
Després (Bulletin de thérapeutique, 1860, tome LIX, page
469). C'est surtout aux plaies recouvertes d'une couche
diphtéritique qu'il serait applicable, d'après Réveil, son
action serait à peu près nulle. Werner, médecin de l'éta-
blissement Dollfus, à Mulhouse, a employé avec le plus
grand succès, comme désinfectant et cicatrisant, une
sorte de savon à la térébenthine (Bulletin de thérapeutique
1865, tome LXVIII, p. 219). La térébenthine aurait aussi
réussi en Amérique au docteur Hachenberg, contre la
pourriture d'hôpital (*Gazette médicale*, 1864, p. 495).

Dans la classe des désinfectants par action physique se
rangent les agents qui masquent l'odeur, comme font les
fumigations aromatiques, ceux qui entraînent le miasme
(ventilations, lotions fréquentes), etc.

Un groupe plus important est formé par les corps qui,
sans détruire les gaz délétères, les absorbent. Un grand
nombre de substances, et spécialement de poudres, ont été
proposées dans ce but. Réveil avait fait, à ce sujet, quelques expériences comparatives, et avait conclu que le charbon de bois était un excellent désinfectant. Il a, en effet, été

employé par quelques chirurgiens, et presque toujours avec avantage. La charpie carbonifère, que MM. Pichot et Malapert renferment dans de petits sachets, donne de très-bons résultats, même lorsqu'on la met seulement entre les doubles d'une compresse pliée (*Bulletin de thérapeutique*, 1867, tome LXXII, p. 88); mais son emploi est toujours beaucoup moins commode que celui des désinfectants liquides. M. Boys de Loury a étudié comparativement le coaltar et les poudres carbonifères, et paraît avoir retiré bien plus d'avantage de ces dernières. Il est difficile pourtant de tirer de là une conclusion rigoureuse pour le sujet qui nous occupe ; car il n'a expérimenté que sur les ulcérations du col de l'utérus. M. Herpin de Metz a mêlé, sans grand avantage, le charbon au plâtre (1845). Le même auteur a conseillé l'emploi de l'acide carbonique. La poudre de sous-nitrate de bismuth a donné à M. Frémy et à Velpeau quelques résultats avantageux. Enfin, n'oublions pas la poudre de quinquina, très-utile dans un certain nombre de plaies chirurgicales atoniques : elle n'agit pas seulement comme corps poreux, mais encore par le tannin et les alcaloïdes qu'elle renferme.

Les désinfectants par action chimique agissent tantôt en formant avec les matières organiques des composés imputrescibles, tantôt en détruisant les produits organiques déjà formés. C'est même dans ce dernier sens seulement que l'on devrait rigoureusement comprendre le mot de désinfectants chimiques. Il est vrai de dire que ces agents chimiques sont rarement employés à l'état de pureté, et que, soit naturellement, soit par un artifice du chirurgien, ils sont ordinairement mélangés avec une substance étrangère, une poudre absorbante, par exemple. Un grand nombre de corps indiqués comme modificateurs de la vitalité ou désinfectants physiques sont aussi des agents chimiques. Je signalerai seulement le tannin, soit en poudre, soit en solution dans le collodion, préparation nouvelle qui a donné d'excellents résultats à M. Richardson (*Styptic colloïd, in Medical Times*, 1867, tome I, page 383).

J'en viens maintenant aux désinfectants véritables. On peut les ranger sous trois chefs :

1° Les chlorures, auxquels on peut ajouter le brome et l'iode ;

2° Le coaltar, l'acide phénique, et d'autres substances analogues :

3° Le permanganate de potasse.

L'emploi des chlorures a rencontré des partisans et des antagonistes. D'après Réveil, le chlore décompose les produits de putréfaction, déterge les plaies en donnant de la tonicité aux tissus, et en excitant la vitalité des organes ; enfin, il détruit l'action de tous les produits morbides. D'un autre côté, on trouve des observateurs qui accusent les chlorures de ne désinfecter que par substitution, d'irriter la plaie, de la prédisposer à l'inflammation, et souvent d'être un obstacle au travail cicatriciel. D'après M. Chalvet, on peut concilier ces deux opinions contradictoires. Certaines émanations, le fait n'est pas douteux, sont complétement réfractaires au chlore. Ainsi, les chlorures désinfectent mal et détergent moins bien encore certaines plaies récentes, qui manquent de réaction vitale, et dont la fétidité tient plutôt à une sorte de macération des détritus organiques qu'à l'altération du pus ou des liquides morbides. Ce fait s'observe surtout chez les scrofuleux qui ont subi des opérations graves à la dernière période de cette cachexie spéciale que provoquent les maladies chroniques (Chalvet, *loco citato*).

Les odeurs qui rappellent les produits sulfureux ou ammoniacaux sont au contraire celles qui se trouvent le mieux de l'usage des chlorures. L'hypochlorite de soude en solution est en pareil cas la préparation à laquelle on doit donner la préférence, non-seulement parce qu'elle est la plus facile à doser et à appliquer, mais encore parce que l'odeur en est moins pénétrante. Réveil a d'ailleurs donné un moyen de masquer cette odeur, c'est d'ajouter à chaque litre d'hypochlorite liquide 10 à 15 gouttes de nitro-benzine. Il existe plusieurs méthodes pour l'emploi de l'hypochlorite de soude : on peut simplement laver la plaie; on peut aussi, comme l'a surtout préconisé M. Hervieux, maintenir appliquée sur les surfaces suppurantes une compresse ou une éponge imbibée de solution chlorée. Par ce dernier moyen, la désinfection est plus parfaite; mais il faut avoir soin de changer de temps en temps les éponges, et dans certains cas, on a observé un arrêt du travail de cicatrisation. Quant aux proportions dans lesquelles doit être employé l'hypochlorite de soude, elles varient suivant la susceptibilité du malade et suivant les conditions dans lesquelles on se place. Jamais le titre de la solution ne doit dépasser 1/25°; on doit même l'affaiblir, quand on fait des applications permanentes. Quand la plaie est bien détergée, que sa surface est vive, sensible, il faut de suite diminuer la dose de chlorure, et si la cicatrisation est très-avancée, il est même préférable d'en cesser complètement l'emploi. A côté des hypochlorites, vient se placer le chlorure de sodium, sur l'usage duquel on ne trouve que peu de renseignements. M. Dewandre, chef du service médical aux travaux d'agrandissement d'Anvers, a publié une brochure couronnée par la Société médico-chirurgicale de Liége, et dans laquelle il vante beaucoup l'emploi du sel marin (Bulletin de thérapeutique 1865, tome LXIX, p. 282). Le premier effet est la disparition de l'odeur, puis la suppuration diminue ; et si elle était sanieuse, elle devient consistante en même temps que la plaie bourgeonne. Sur plus de 400 blessés, parmi lesquels plusieurs avaient subi les plus grandes opérations de la chirurgie ; il y eut une fois seulement de l'infection purulente, et jamais ni érysipèle, ni tétanos, ni pourriture d'hôpital, bien que l'hôpital Paulwels soit dans les plus mauvaises conditions hygiéniques. Au début, on emploie une solution de 100 grammes pour 2 litres ; puis, au bout de quelques jours, une solution concentrée. Ces solutions sont employées sous forme d'arrosements , d'injections, d'irrigations, de pansements avec de la charpie ou des compresses que l'on maintient humides.

L'iode est surtout employé en injections dans les foyers de suppuration et les trajets fistuleux ; on le range d'ordinaire parmi les désinfectants modificateurs de la vitalité (Chalvet). Il a été préconisé par Marchal et Boinet comme antiseptique, et Réveil a conclu d'expériences faites sur diverses variétés de pus que l'iode était réellement désinfectant.

Le brome est encore moins usité que l'iode. Réveil lui a cependant reconnu des propriétés antiseptiques plus grandes que celles du chlore et de l'iode, et d'un autre côté certains chirurgiens anglais et américains l'ont beaucoup vanté, soit comme caustique à l'état de pureté, soit comme antiseptique en vapeurs bromées ou en solution trèsdiluée (de 15 à 40 gouttes pour 1 once d'eau distillée).

MM. Goldsmith et Woodward ne lui reconnaissent que des avantages sans nul inconvénient ; par son emploi ils ont vu cesser une épidémie d'érysipèle. Aussi, d'après M. Woodward, mérite-t-il d'être employé comme désinfectant dans les hôpitaux, et en particulier dans ceux destinés aux maladies infectieuses. (*Médic. Times*, 1863, t. I.)

MM. Thomson et Frank Hamilton se félicitent aussi de son emploi. (*Gazette Méd.*, Paris 1864, p. 119, et 1865, p. 155.) Ils affirment que le brome hâte la guérison de la pourriture d'hôpital. C'est donc, en somme, au moins autant comme modificateur de la vitalité que comme désinfectant proprement dit qu'il faut employer le brome.

Le goudron de houille et plusieurs de ses dérivés ont été très-employés dans ces dernières années comme désinfectants. Nous n'avons pas à trancher la question de priorité dans l'introduction de ces corps dans la thérapeutique chirurgicale, entre MM. Corne et Demeaux, Lemaire, Déclat et autres, mais à étudier leurs effets.

Au début on se servit du goudron de houille pur ou mélangé à diverses substances absorbantes. MM. Corne et Demeaux, en mêlant 3 parties de goudron de houille à 97 parties de plâtre, firent le coaltar. On a substitué au plâtre l'argile, la chaux, etc. Enfin, MM. Lemaire et Lebœuf ont préconisé le coaltar saponiné, qui est une émulsion de coaltar par la teinture de saponine. Expérimentés dans la plupart des hôpitaux de Paris et dans les ambulances pendant la guerre d'Italie, ces divers produits ont donné d'assez bons résultats. M. Velpeau, chargé d'un rapport à l'Académie de médecine, fit des expériences dans son service, et leur reconnut des propriétés incontestables, soit pour détruire l'odeur fétide des plaies, soit pour modifier avantageusement leur surface. Quelques auteurs ont nié l'action désinfectante du coaltar, pensant que par son odeur forte et pénétrante il ne fait que masquer celle des plaies en suppuration. Tel n'est point l'avis de la généralité des observateurs, de Velpeau, en particulier. Pour lui,

le mélange de MM. Corne et Demeaux est un véritable désinfectant. Il n'occasionne, en général, aucune douleur;
il a cependant quelques inconvénients, ce sont :

1° De salir le linge ;

2° De se durcir, et de peser sur les plaies et autour
d'elles;

3° De nécessiter un fréquent renouvellement pour obtenir la continuité de l'action désinfectante ;

4° D'avoir une forte odeur bitumineuse. (Acad. des
sciences, séance du 6 février 1860.)

On eut bientôt l'idée de substituer au goudron un de ses
principes constituants, l'acide phénique, et l'on trouve,
peu de temps après le rapport de Velpeau, dans le Bulletin
de thérapeutique (1860, t. LVIII, p. 261), l'indication
d'un nouveau topique désinfectant proposé par M. Parisel.
Il est composé de :

> Farine de froment. 100
> Acide phénique. 1
> Axonge ou glycérine. 4

Depuis lors, on s'est contenté d'employer simplement une
solution aqueuse d'acide phénique dont le titre a varié
depuis 1/000° jusqu'à 1/50°. C'est la solution au 1/100° qui
est la plus usitée aujourd'hui; on a soin de la diluer encore si son application est douloureuse.

En Angleterre, où l'acide carbolique ou phénique n'est
guère en usage que depuis la publication d'un mémoire de
M. Lister sur ce sujet, on se sert d'un mélange composé
de 1 partie d'acide pour 4 à 40 parties d'huile de lin. Voici
les renseignements que M. Lucas-Championnière a re-
cueillis, *de visu*, sur la pratique du chirurgien de Glascow,
et qu'il donne dans le *Journal de Méd. et de chirurg. pra-*

tiques (*An.* 1869, p. 15 et suiv.). Lister, quoiqu'on en ait dit, ne panse pas ses malades avec l'acide phénique. Il s'en sert pour laver les plaies, afin de tuer les germes que l'exposition à l'air y a déjà introduits ; mais dans le pansement, il évite le contact direct de l'acide phénique qui provoquerait la suppuration. Il cherche à recouvrir la plaie de pièces à pansement constamment chargées d'acide, de telle sorte, que si l'air arrive à la plaie après les avoir traversées il soit purifié et débarrassé de tout germe. Il emploie l'emplâtre suivant :

Huile d'olive. 12
Litharge. 12
Cire. 3
Acide phénique cristallisé. . 2, 5

ou encore :

Laque en écailles. 3
Acide phénique cristallisé. . . 1
(*The Lancet*, 1869, p. 47, 86, 89.)

Ce chirurgien a proposé récemment ce qu'il appelle la ligature d'après la méthode antiseptique, c'est-à-dire la ligature avec des fils de soie trempés dans l'acide phénique (Traduit de *The Lancet*, dans la *Gazette médicale*, 1869, n° du 17 avril et du 8 mai).

L'acide phénique, sous le nom de spyrol, est employé en Allemagne par M. Kuchenmeister et M. Thiersch (de Leipzig). (On pourrait employer la solution d'acide phénique dans l'alcool.) En Angleterre comme en Allemagne, cet acide a donné d'excellents résultats ; non-seulement, disent les observateurs, il a empêché la décomposition du pus ; mais l'état local et consécutivement l'état général ont ressenti la plus heureuse influence de l'emploi de cet agent thérapeutique. En résumé, l'acide phénique jouit des propriétés désinfectantes du goudron et du coaltar, sans en avoir les inconvénients. Dans certains cas pourtant, il irrite légèrement la plaie, et même les téguments sains autour de la plaie. La plus grande objection que l'on puisse faire à son emploi, c'est son odeur, moins pénétrante, il est vrai, que celle du goudron, mais assez désagréable pour incommoder quelques personnes.

L'acide thymique congénère de l'acide phénique, et jouissant de propriétés chimiques analogues, n'a pas cet inconvénient, puisqu'il garde l'odeur de l'essence de thym dont il est extrait. M. Bouilhon, pharmacien, eut l'idée de le substituer à l'acide phénique, et M. Paquet, dans des expériences consignées l'année dernière (15 juin) dans le Bulletin de thérapeutique, lui reconnut les mêmes propriétés désinfectantes ; l'acide thymique se combinerait avec les tissus et les tannerait comme fait l'acide phénique.

M. Giraldès préconise aussi l'emploi de l'acide thymique sous la forme suivante :

Acide thymique . . . . .　2 à 4 grammes
Alcool. . . . .　100　　—
Eau. . . . .　900　　—

Enfin, l'année dernière M. Lutz, pharmacien de l'hôpital Saint-Louis, ayant épuisé la provision d'acide thymique, proposa à M. Guérin d'essayer l'acide eugénique que l'on extrait de l'essence de girofle. Les résultats ont été à peu près les mêmes, et actuellement encore on emploie indifféremment, dans les services de chirurgie de l'hôpital

Saint-Louis, l'acide phénique, l'acide thymique et l'acide eugénique.

Le mode d'action de ces trois acides est d'ailleurs difficile à préciser et encore peu connu; bornons-nous à le constater sans chercher à l'interpréter.

Le permanganate de potasse, employé pour la première fois par M. Monier (1858), puis par Smith (1859), dans le dosage des matières organiques, a été appliqué comme désinfectant d'abord par les Anglais et les Américains, sous le nom de *Fluide de Condy* (*Lancet* 1859, p. 580). Condy, en effet, supposa que le permanganate de potasse pouvait réduire les matières organiques, mais il ne donna aucune observation; c'est M. Demarquay qui le premier l'a employé en France. Depuis lors ont paru sur les effets du permanganate un certain nombre de travaux, plusieurs thèses sur son emploi dans les cas de cancer, un mémoire de Réveil dans les *Archives* (1864), et une note de M. Cosmao-Dumenez dans le Bulletin de thérapeutique (1865, t. LXIX, p. 433).

Le permanganate de potasse est généralement employé en solution au $1/100^e$. Lorsque cette solution occasionne de la douleur, fait extrêmement rare, on l'affaiblit en y ajoutant de l'eau, et la solution garde pourtant ses propriétés. C'est, en effet, un bon moyen de désinfection; non-seulement il neutraliserait l'action des germes putrides comme font les chlorures et l'acide phénique, mais encore il les détruirait (Réveil). M. Cosmao-Dumenez croit aussi à son action décomposante des produits morbides; décompostion qui serait très-rapide. Aussi l'odeur disparaît-elle presque immédiatement. De plus, le permanganate hâte la cicatrisation. On l'emploie en injections, en vagos, et aussi en applications directes sur la plaie.

On a fait deux objections à l'usage de cette substance ; c'est d'abord son prix élevé, mais cet argument n'a qu'une valeur secondaire par suite de la petite quantité nécessaire pour désinfecter, et les taches prétendues ineffaçables qu'il laisse sur le linge et qui disparaissent dans un liquide contenant 2 0/0 d'acide chlorydrique. (Réveil, *Archives*. 1864).

5° AGENTS QUI DÉTERMINENT LA FORMATION D'UN COAGULUM (PRINCIPALEMENT ALBUMINEUX) À LA SURFACE DE LA PLAIE ET AUX ORIFICES DES VAISSEAUX.

J'étudierai les plus importants, l'alcool et le perchlorure de fer.

ALCOOL.

L'usage de l'alcool remonte à une époque fort reculée. Arnauld de Villeneuve, qui vivait au treizième siècle et au commencement du quatorzième, parle de l'eau de vin que quelques-uns, dit-il, appellent eau de vie et à laquelle il attribue la propriété de guérir les plaies en les desséchant. Guy de Chauliac, Paracelse, Ambroise Paré ont employé aussi l'alcool. Je ne citerai pas tous les chirurgines qui depuis en ont conservé l'usage. L'historique de la question est très-bien exposé dans la thèse de Gaulejac (Paris, 1864). Je mentionnerai seulement Larrey père comme un des derniers qui l'ait employé dans la première moitié du xix° siècle. Après Larrey, l'alcool comme moyen de pansement était à peu près tombé en désuétude en France, lorsqu'en 1859 MM. Batailhé et Guillet rappelèrent l'attention sur ce point, dans trois mémoires successivement présentés à l'Académie de médecine (14 juin et 26 juillet) et à l'Académie des sciences (16 août); mémoires résumés dans un quatrième lu à la Société médicale du Panthéon (séance du 10 août) et intitulé : *de l'alcool et des composés alcooliques en chirurgie; de leur influence sur les accidents graves ou mortels des plaies et des opérations, etc.*

Parmi les travaux postérieurs, je citerai ceux de Chédevergne (du Traitement des plaies chirurgicales et traumatiques par les pansements à l'alcool, 1864), de Gaulejac (du traitement des plaies par l'alcool, thèse de Paris, 1864), de Le Cœur) du traitement à l'aide de l'alcool et des teintures alcooliques, etc. 1864.)

J'ai rangé l'alcool parmi les agents qui coagulent l'albumine; cette propriété est indéniable; mais est-ce comme coagulant qu'agit l'alcool, d'une part en déterminant la formation d'un coagulum à l'embouchure des vaisseaux veineux et lymphathiques, et d'autre part en faisant naître à la surface de la plaie une pellicule blanc-grisâtre sur laquelle je reviendrai un peu plus tard? L'obturation des vaisseaux par le fait de l'alcool est ce qui a frappé le plus MM. Batailhé et Guillet auxquels, je le répète, revient le mérite d'avoir les premiers remis en honneur les agents dont je m'occupe.

Chédevergne (*loco citato*, p. 24 et suiv.) signale un autre mode d'action de l'alcool consistant dans son influence désorganisatrice sur les globules du pus, influence que l'on peut facilement constater au microscope. Voici ce qu'il dit à ce sujet : « Au moment même de son passage (de l'alcool) entre les deux lames de verre qui recèlent le pus, on voit les cellules changer complétement d'aspect; leur membrane d'enveloppe est anéantie, elle disparaît pendant que le noyau reste intact et qu'une multitude de granules infiniment plus petits que le globule primitif et aussi que son noyau se montrent et remplacent les globules. Sur la même préparation, si on suit pas à pas les phénomènes qui s'y passent, on peut saisir toute la série des transformations. On trouve d'un côté des granules isolés qui nagent dans le liquide, d'autres réunis en groupe, qui ressemblent tout à fait à une masse de vésicules graisseuses, groupes arrondis de même forme et de même diamètre que les cellules, enfin des cellules encore entières dont on voit subitement l'enveloppe s'évanouir pour laisser à nu le contenu. L'alcool détruit donc le globule purulent en dissolvant son enveloppe, et il se précipite à sa place un certain nombre de granules. Ces granules sont les uns albumineux, les autres graisseux; il paraît y avoir un mélange en proportion différente de ces deux éléments suivant les cas. Ce sont ces parties que l'on rencontre à la surface de la plaie et de la charpie du pansement, comme je m'en suis assuré plusieurs fois ; ce sont elles qui, réunies aux filaments les plus fins de cette dernière, et aussi à de l'albumine liquide, vont constituer cette croûte blanchâtre que nous décrivions tout à l'heure à propos de la cicatrisation sous-crustacée. Dans quelques circonstances il s'y ajoute du sang. L'aspect change ou plutôt la coloration, mais au fond c'est toujours le même mode de protection. Ainsi donc s'il s'établit à la surface de la plaie une résorption, ce ne peut être une résorption de pus, puisqu'il n'y a plus de cellules, il n'existe plus de pus, celui-ci étant remplacé par une substance émulsive, une espèce de liquide laiteux composé d'eau, de substances albuminoides et de graisse. »

J'ai tenu à vérifier par moi-même l'exactitude de la description que je viens de reproduire.

J'ai fait à ce sujet une série d'expériences avec mon ami Sevestre, interne des hôpitaux, et très-versé dans cette sorte d'études ; chaque fois nous avons vu s'opérer sous le champ du microscope cette destruction des globules dont on trouve ci-dessus la description. Resterait à savoir à laquelle des deux propriétés que je viens de signaler, coagulation de l'albumine ou désorganisation des globules du pus, l'alcool emprunte sa vertu bienfaisante. Il est infiniment probable qu'il la doit à toutes les deux, qui se réunissent pour augmenter son efficacité.

Batailhé avait préconisé l'alcool pur ; Le Cœur recommande la teinture aloétique composée, ou élixir de longue vie ; Delioux de Savignac emploie aussi une teinture d'aloès dont voici la formule :

Aloès soccotrin. . . . . . 1 gr.
Alcool . . . . 2 gr.

Dans les hôpitaux on emploie surtout l'alcool camphré qui marque de 18° à 20° et que l'on a habituellement sous la main. Ses effets ne diffèrent pas notablement de ceux de l'alcool pur.

La présence du camphre semble devoir encore ajouter aux propriétés désinfectantes de l'alcool. Voici, en somme, d'après M. Chédevergne, les résultats produits par l'application de l'alcool à la surface des plaies : elle favorise la réunion immédiate dans les cas où elle peut être obtenue. Dans le cas contraire, elle diminue la suppuration, agit comme désinfectant et empêche toute espèce de mauvaise odeur. En outre la couche d'albumine coagulée à la surface de la plaie peut se présenter sous deux états : ou bien elle reste à l'état de membrane ténue, ou bien elle se combine avec la partie la plus fine de la charpie, de manière à former une espèce de coque qui protége la plaie, et sous laquelle se fait la cicatrisation. C'est dans ce cas une véritable cicatrisation sous-crustacée. Lorsqu'on enlève le pansement extérieur, on aperçoit un espace recouvert d'une substance blanche, mamelonnée, tomenteuse, molle et élastique, qui cache complétement la dénudation. Si on cherche à la détacher avec des pinces, on arrache brin à brin de fines parcelles de charpie et au-dessous on rencontre la surface de la plaie en très-bon état. Examinée soigneusement, cette couche contient principalement de l'albumine coagulée et de la charpie très-ténue. Le mode de cicatrisation sous-crustacée serait plus fréquent, si on se servait de charpie très-fine. En outre, il y a manifestement absorption d'alcool, ce qui est prouvé par une observation que je reproduirai plus loin. Quel que soit le mode de réunion, il faut d'abord laver la plaie avec le liquide en question. De Gaulejac fait remarquer que, si au lieu d'alcool camphré à 18° ou 20° on emploie de l'alcool pur à 36°, on obtient un effet hémostatique. Pour les pansements secondaires l'alcool camphré vaut mieux: L'application de ce mode de pansement est très-simple et généralement peu douloureuse. On trempe de la charpie assez fine dans de l'alcool camphré, que l'on remplace par un mélange d'eau et d'alcool pur, si la plaie est sur les parois de la cavité buccale, et on l'applique sur la plaie immédiatement après l'opération. Dans les cas où l'on cherche la réunion immédiate, on met un plumasseau ainsi imbibé au-dessus des sutures. Lorsqu'on veut laisser la plaie se cicatriser par seconde intention, on la remplit de charpie alcoolisée. La charpie doit être maintenue humide et pour cela il doit y en avoir une épaisseur suffisante, que l'on recouvre de compresses et de bandes. Dans les temps chauds, pour éviter une évaporation trop rapide, on couvre le tout d'une enveloppe de taffetas gommé. On peut au besoin faire le pansement deux fois dans les vingt-quatre heures, ou bien l'arroser plusieurs fois par jour avec de l'alcool.

Ce pansement est aujourd'hui un des plus employés, sinon le plus employé à la suite des opérations dans les hôpitaux de Paris.

Voici la partie de la statistique fournie par Chédevergne relative aux plaies consécutives aux opérations (*loco citato,* p. 29 et suiv.):

39 plaies suites d'opérations. — De l'ablation de deux énormes tumeurs fibreuses du maxillaire inférieur, grosses comme une tête de fœtus chacune. — Réunion par première intention de la plus grande partie de la plaie. — De l'ablation de trois cancroïdes de la lèvre inférieure. —Trois réunions par première intention. — D'amputation totale ou partielle du sein, 10. — Pour deux tumeurs adénoïdes de la grosseur d'un œuf. — Pour deux kystes volumineux et pour six cancers de la mamelle. Après l'ablation de ces huit dernières tumeurs, la plaie avait de 12 à 17 centimètres dans son diamètre transversal.

Deux morts d'un côté par cancer du foie (la plaie extérieure étant presque guérie), et de l'autre par infection purulente.

Huit guérisons. — Sept rapides, une après l'érysipèle;— de deux amputations de jambe, une guérison, une mort par suite de tuberculisation ;— de deux désarticulations de doigts, deux guérisons. — De l'ablation de cinq lipômes: deux du bras, pesant l'un cinq livres, l'autre huit livres, du volume d'une tête d'enfant à celui d'une tête d'adulte. (Plaie de 19 à 20 centimètres de longueur, beaucoup de veines). — Réunion par première intention dans un cas, — dans l'autre en partie réunion immédiate, en partie réunion secondaire. Un de la paroi abdominale du poids de six livres (tumeur fibro-graisseuse). Plaie de 16 centimètres. Réunion par seconde intention. Un du dos, plaie de 13 centimètres. Réunion immédiate. — Un des lombes, lipôme érectile. — Deux incisions cruciales de 10 à 12 centimètres chacune, réunion par seconde intention. — De l'extirpation d'une tumeur de la fesse, guérison après érysipèle. — De l'extirpation d'une cancroïde du bras; plaie de 12 centimètres de diamètre — réunion cicatricielle. — De l'ablation d'un kyste du jarret, guérison. — De l'extirpation de deux tumeurs ganglionnaires, l'une du cou, grosse comme un œuf : guérison après érysipèle ; l'autre de l'aine, du volume du poing : guérison rapide.

— D'autoplastie; de la paupière supérieure; du cou pour une fistule de la trachée, trois guérisons. — De trépanation du tibia pour un abcès chronique du canal médullaire, Guérison. — De l'extraction de deux séquestres, deux guérisons. — D'une amputation de verge une guérison. — De trois fistules à l'anus, trois guérisons. — D'une fistule osseuse du jarret, guérison.

En somme, 36 guérisons après 39 opérations, dont 35 au moins très-importantes. Les érysipèles survenant chez les individus affectés de plaies traitées par l'alcool, semblent avoir un caractère particulier, comme cela est évident dans les trois observations qui suivent et qui sont empruntées au mémoire de Chédevergne, p. 33 et suivantes.

Obs. 13. Un jeune garçon de 16 ans, Micollier, venait d'être opéré d'un énorme ganglion hypertrophié situé dans la région parotidienne; chez lui, tous les symptômes généraux de l'érysipèle existaient, atténués il est vrai; il avait eu du frisson, il avait de la fièvre, de l'embarras gastrique. La plaie était belle ; nous cherchions en vain la cause de ces phénomènes bizarres en apparence ; le cou devint douloureux, et le troisième jour nous découvrîmes dans cette région et sur les épaules un érysipèle vainement cherché jusqu'alors. Il parcourut le cuir chevelu et les paupières, mais il respecta toujours les bords de la plaie elle-même et les parties baignées par l'alcool. En somme, il fut bénin.

OBS. 14. Une femme de 62 ans (Cahin), opérée d'un cancer du sein, le 23 mai. Les mêmes phénomènes généraux que chez le premier malade se montrèrent ; au bout de deux jours l'érysipèle apparut avec ses caractères habituels sur le tronc, puis sur le bras voisin de la mamelle enlevée, en ménageant toujours l'espace en contact avec l'eau-de-vie camphrée. Là comme dans l'observation précédente et dans la suivante, la manifestation épidémique semble planer sur l'individu tout entier, s'en emparer jusqu'à un certain point, et ne pouvant l'atteindre se porter partout ailleurs. Elle fut sans malignité.

OBS. 15. Une femme de 49 ans (Demaison) à laquelle on avait extirpé une tumeur de la fesse. Depuis dix jours (le 24 mars), on la pansait à l'alcool, mais on avait cherché à rapprocher les lèvres de la plaie avec des bandelettes de diachylon. Tout allait bien, lorsque l'appétit diminua ; survint un léger mouvement fébrile ; une teinte rouge avec œdème apparut dans le dos et disparut au bout de trois jours. L'état général était bon, quand un septenaire plus tard, il se montra, chez cette même malade, un érysipèle de la face, sans continuité avec le premier ; il fut léger.

Voici maintenant l'observation 4,, p. 154, prouvant, par l'ébriété, l'absorption de l'alcool.

Obs. 4, p. 15. — Dufresne Victor, 27 ans, maçon, entre le 5 décembre 1863 dans le service de M. le professeur Nélaton pour une volumineuse tumeur au mollet. Je passe immédiatement à l'opération.

Elle est exécutée le 11 décembre. La masse est sphérique et son diamètre n'est guère moindre que la longueur de la jambe. Elle est sous et intra-musculaire. Quelques portions très-petites qui pénètrent très-profondément entre le tibia et le péroné sont laissées et réservées pour être plus tard détruites par le caustique. La partie dure est constituée par des dépôts fibreux comme ceux des sacs anévrysmaux, et par des plaques calcaires : phosphate et carbonate de chaux. Le reste est formé par un kyste sanguin très-considérable. Après cette opération il reste une vaste cavité béante, aussi longue que le tibia, qui est comblée par de la charpie imbibée d'eau-de-vie camphrée.

Le 13 décembre, le malade va bien, mais il a eu de la fièvre la veille. La plaie pansée à l'alcool a un excellent aspect ; elle est rosée ; une abondante couche de lymphe plastique la recouvre.

14 décembre. C'est à peine si les objets de pansement sont souillés de pus. Le malade ne prend encore avec plaisir que des bouillons et des potages, il se sent un peu étourdi et a une certaine tendance à la loquacité quoique d'un naturel peu parleur.

Le 16 décembre, à la fin de la journée, il a une véritable ivresse alcoolique, tout à fait comparable à celle qui suit l'ingestion des liqueurs dans l'estomac. Il veut se lever, il se croit guéri, il cause beaucoup et haut, il se prépare à chanter. Dans la nuit il tombe de son lit. Ces phénomènes, curieux dans l'espèce, ne peuvent être attribués aux bois sons prises par le malade, nous en avons la certitude à peu près complète ; il faut les rapporter à l'alcool absorbé par la vaste surface dénudée de la jambe. Cette surface est rutilante, elle est toujours baignée par la lymphe coagulable ; elle ne fournit réellement pas de pus. Elle est très-unie. Sa régularité n'est troublée que par l'existence de portions de tumeur qui ont été laissées entre les deux os de la jambe, et qui semblent d'ailleurs avoir déjà diminué.

Le 17 décembre. Tremblement des lèvres. On employait chaque jour pour son pansement un demi-litre d'eau-de-vie ; on en réduira la quantité.

Le 18 décembre. Les symptômes d'ébriété ne se sont pas montrés de nouveau ; il est vrai qu'une certaine quantité d'eau a été mélangée à l'esprit de vin. Sous le pansement à l'alcool, la plaie est rouge, elle n'a que peu de tendance à granuler, ou du moins les granulations qui la recouvrent sont très-fines et n'ont nullement besoin d'être réprimées, comme cela est si fréquent. Ce qu'elle a de remarquable aussi c'est qu'elle ne répand, même lorsqu'elle est à nu, aucune mauvaise odeur et ne déverse sur les pièces de pansement qu'infiniment peu de pus.

Les choses marchent ainsi avec la plus grande régularité jusqu'au commencement de janvier 1864.

La plaie se rétrécit et continue à ne donner qu'une faible quantité de liquide purulent ; l'eau-de-vie camphrée des hôpitaux est mélangée de moitié d'eau pour être appliquée au pansement. Le malade dort beaucoup.

Au 1er janvier, la cavité à combler est encore considérable ; des parties malades laissées au fond il ne reste plus qu'un bourgeon brunâtre, gros comme le pouce ; presque tout a disparu.

L'état général de l'opéré est toujours bon, il mange une portion avec appétit.

Le 15 janvier il maigrit un peu, cependant on lui donne du vin de quinquina, mais il est pansé avec de la charpie imbibée d'un mélange d'eau et d'eau-de-vie camphrée. La plaie est toujours belle ; seulement elle donne du pus maintenant d'une façon apparente, quoique en faible proportion, eu égard à l'étendue de la surface secrétante. C'est que l'alcool est vraisemblablement trop affaibli.

Le 2 février, le malade continue à maigrir, il dit avoir un peu de diarrhée, mais il est impossible de savoir dans quelle mesure, tant son intelligence est obtuse. Il porte une légère excoriation à la peau de la région sacrée.

Il est en effet, depuis l'opération, presque constamment dans le décubitus dorsal.

18 février. Le tubercule que nous avons signalé au fond de la plaie a disparu peu à peu, il n'existe plus ; elle se cicatrise du fond vers la superficie, sa couche granuleuse est toujours presque imperceptible.

15 mars. L'état général est redevenu florissant ; les joues se remplissent et se colorent ; la petite eschare se guérit par le pansement à l'alcool qui continue d'être appliqué à la grande plaie. Cette dernière est d'ailleurs presque complétement fermée. Elle ne consiste plus que dans un sillon longitudinal dans lequel on loge chaque jour quelques bourdonnets de charpie.

21 mars. Le malade est en parfait état, il se lève et marche avec des béquilles.

12 mai 1864. Il part aujourd'hui pour son pays, ne por-

tant plus sur la face postérieure de la jambe qu'une cicatrice étroite et un mollet qui a singulièrement diminué de volume.

Voici la statistique de M. de Gaulejac (*loco citato*, p. 76):

Plaies, suite d'amputations (2 doigts, 2 gros orteils, 1 jambe, 2 pieds partiellement.   7 cas, — 7 guérisons.
D'ablation de tumeurs du sein. 12 cas — 12 guérisons.
De fistule à l'anus   6 cas — 6 guérisons.
D'ablation de tumeurs diverses. 15 cas — 15 guérisons.
D'autoplastie du nez   2 cas — 2 guérisons.
D'amputation de la verge   1 cas — 1 mort.

PERCHLORURE DE FER.

Je n'hésite pas à ranger le perchlorure de fer dans la classe des agents qui produisent une coagulation à la surface de la plaie et dans les vaisseaux ; ce n'est pas qu'il ne puisse figurer dans des classes multiples, celle des astringents ou celle des caustiques. Mais je dirai tout à l'heure les raisons qui font que je ne considère pas son action sur les plaies comme une action caustique, quoi qu'en disent M. Bourgade et M. Burin-Dubuisson.

Déjà employé comme agent hémostatique et aussi pour combattre certaines complications des plaies et entre autres la pourriture d'hôpital et l'infection purulente (Salleron, Mémoire sur l'emploi du perchlorure de fer pour combattre la pourriture d'hôpital et l'infection purulente, 1859), le perchlorure de fer a été préconisé par M. Bourgade au congrès médical international de 1867 (page 227 et suivantes) comme un excellent moyen prophylactique à opposer aux complications qui rendent les plaies opératoires si souvent funestes.

Voici comment M. Bourgade emploie cet agent à la suite des amputations :

Après que l'opération est terminée et que les ligatures sont faites, lorsque la plaie est bien abstergée et ne donne plus de sang, il la recouvre dans toute son étendue de plumasseaux ou de bourdonnets de charpie, tous fortement imbibés d'une solution de perchlorure de fer, et il veille à ce que l'action du liquide chloro-ferrique se produise sur toutes les parties de la plaie, sur les os, aussi bien que sur les muscles, le tissu cellulaire, l'ouverture des vaisseaux principalement, en un mot sur toutes les parties divisées. Il recouvre le tout d'un gâteau de charpie mouillée, pour affaiblir, par l'action de l'eau, l'excès de solution ferrique qui pourrait couler et agir trop fortement sur les bords de la peau incisée. Le perchlorure de fer ne tarde pas à se combiner avec les tissus dénudés et d'une manière si intime qu'au bout de 12 heures l'adhérence est complète et qu'il faudrait tirer assez fortement pour détacher les plumasseaux. Il se forme ainsi sur la plaie un magma solide, une cuirasse dure, épaisse et adhérente et qui soustrait complétement la partie recouverte de cette manière à l'action des agents extérieurs. Lorsque l'application a été faite convenablement ce n'est en général que du sixième au huitième jour quelquefois, d'autres fois seulement vers le dixième et exceptionnellement même plus tard, que la suppuration commence à s'établir et que les plumasseaux de charpie se mettent à se détacher graduellement et peu à peu. Ils laissent alors à nu une surface d'un gris noirâtre qui bientôt se détache à son tour graduellement, laissant voir une plaie rose, vermeille, déjà recouverte de bourgeons charnus en pleine voie d'organisation.

M. Bourgade fait alors panser la plaie avec du vin aromatique et dit qu'elle suppure peu et que la guérison se fait bien. L'application du perchlorure est douloureuse, mais en général cette douleur ne dure pas longtemps avec un degré considérable d'intensité; elle s'éteint au bout de quelques heures et ne saurait constituer une contre-indication. Telles sont les affirmations de M. Bourgade qu'il appuie d'une statistique que je reproduirai tout à l'heure. Quant à l'action intime qu'exerce la solution de perchlorure de fer sur les tissus, M. Bourgade adopte l'opinion de M. Burin-Dubuisson qui est la suivante : lorsque la plaie est bien abstergée, la liqueur chloroferrique ne trouvant pas assez de liquide albumineux pour être saturée, portera son action sur la substance elle-même des tissus, et il y aura une véritable action caustique. Cette opinion me paraît fausse : d'abord il est bien difficile de sécher complétement une plaie pour peu qu'elle soit étendue; j'ai en outre fait à ce sujet des expériences sur les lapins avec M. Sevestre; nous avons employé le perchlorure de fer des hôpitaux, nous avons abstergé les plaies aussi complétement que possible, et jamais nous n'avons eu d'eschare. Ce qui me confirme dans ma manière de voir, c'est que je vois que c'est précisément celle qu'avait déjà exprimée Salleron dans un passage de son mémoire qu'a reproduit Burin-Dubuisson. (Traité sur le perchlorure de fer, pag. 144).

D'après M. Bourgade, il a obtenu les meilleurs résultats de ces applications à l'hôpital de Clermont-Ferrand, où les accidents des opérations étaient devenus d'une fréquence et d'une gravité extrêmes.

Il cite sa statistique, où il n'y a que des succès et qui se compose des opérations suivantes :

Voici en somme la conclusion de M. Bourgade : après toute opération pratiquée à l'aide de l'instrument tranchant, il faut, immédiatement après avoir lavé et abstergé la plaie, la recouvrir d'une forte couche de solution de perchlorure de fer à 30°, afin de prévenir le développement des accidents consécutifs.

M. Gosselin emploie le perchlorure de fer dans les plaies consécutives aux grandes opérations. Il est, si je ne me trompe, le seul chirurgien de Paris qui ait adopté cette partique.

Voici une observation recueillie dans le service de ce professeur.

« Godefroid, marchand de vins, âgé de 38 ans, entre le 19 mars 1869, à la salle Sainte-Vierge, pour une arthrite fongueuse de l'articulation métacarpo-phalangienne de l'index de la main droite, avec tuméfaction considérable et plusieurs fistules à la face dorsale de la main. Le malade est d'ailleurs d'apparence robuste ; sa santé, dit-il, a toujours été excellente, et il donne à son affection une origine traumatique.

Le 20 mars, M. Gosselin pratique l'amputation de l'index dans l'articulation métacarpo-phalangienne par la méthode à lambeaux.

Le pansement consiste dans l'introduction au fond de la plaie d'un petit tampon de charpie imbibée d'une solution de perchlorure de fer (une partie de perchlorure pour deux parties d'eau) ; les lambeaux recouvrant le tampon sont fixés dans cette position par des bandelettes de diachylon.

La journée est bonne ; le soir, le malade se plaint d'une constriction trop forte exercée par son bandage sur sa main ; le relâchement de la bande roulée, extérieure au pansement, suffit pour éteindre la douleur, et la nuit se passe très-bien.

La lendemain, 21 mars, le bien-être persiste ; on ne touche pas au pansement ; le malade se lève.

Le 22, la plaie mise à nu a l'aspect noir des plaies pansées au perchlorure ; mais l'extrémité inférieure du lambeau externe est sphacélée ; lavage à l'eau tiède ; quelques fils de charpie se détachent, pansement au cérat.

Rien à noter du 23.

Le 24, suppuration légère sous la croûte sèche et noire, qui résulte de l'application du perchlorure; même pansement.

Le 28, la partie escharifiée, qui s'était peu à peu détachée les jours précédents se sépare complétement au pansement du matin. Application sur la plaie de charpie imbibée d'eau alcoolisée.

Dès ce moment, cicatrisation rapide; le lambeau externe rapetissé par le sphacèle est maintenu par des bandelettes de diachylon au contact du lambeau interne.

Le malade sort le 15 avril.

Il est revenu plusieurs fois pour nous faire constater les progrès de la cicatrisation qui est actuellement presque complète, 12 mai.

La température de ce malade n'a jamais dépassé 39°4, ni le pouls 110 pulsations, les deuxième et troisième jours de l'opération; tout est revenu à l'état normal le quatrième jour.

6° OCCLUSION.

L'histoire de ce mode de traitement des plaies est d'une exposition assez difficile.

Pour plus de clarté, je scinderai le sujet et j'étudierai séparément l'occlusion simple et l'occlusion pneumatique, bien que je me voie forcé de les mêler un peu à propos des réclamations de M. Guérin, qui revendique pour lui les deux méthodes avec cette âpreté qu'il apporte dans toutes les discussions.

OCCLUSION SIMPLE

Quel est le chirurgien qui l'a employée le premier ?
Cette question me paraît insoluble, et je dois me conten-
ter de rechercher quel est le chirurgien qui le premier a
publié quelque chose sur ce sujet.

Le 28 octobre 1844 (Comptes rendus de l'Académie des
sciences, t. XIX, p. 914), M. Laugier annonçait à l'Académie qu'il venait de mettre en usage à l'hôpital Beaujon
un nouveau mode de pansement des plaies suppurantes
qui lui donnait les avantages de la réunion immédiate,
quel que fût l'écartement de leurs bords et à l'aide duquel
la cicatrisation était obtenue avec une remarquable rapi-
dité. Ce pansement consistait dans l'application d'un mor-
ceau de baudruche recouvert d'une solution épaisse de
gomme arabique. M. Laugier n'attribuait à la gomme et à
la bandruche aucune propriété spéciale. Pour lui, elles
jouaient un rôle analogue à celui que remplissent le pus et
le sang desséchés à la surface d'une plaie en formant une
croûte au-dessous de laquelle se fait la cicatrice. M. Laugier
n'avait pas imposé de nom spécial à ce mode de pansement. Je signalerai en passant l'extension considérable que
ce professeur a donnée aux applications de baudruche
gommée, dont il retire d'excellents résultats dans les brû-
lures et le phlegmon diffus.

Le 11 novembre 1844 (Comptes rendus de l'Académie
des sciences, même volume, p. 1006), M. Chassaignac exposait devant l'Académie que depuis trois ans, il avait mis
en pratique dans divers hôpitaux, notamment à Cochin, à
Necker et à la Charité, un mode de pansement des plaies
qu'il désignait sous le nom de pansement par occlusion et

dont du reste, il faisait remonter l'idée première à Velpeau qui, en 1831, avait émis l'idée dans une leçon publiée dans la *Gazette des hôpitaux* (4 août) d'appliquer au traitement des plaies contuses le mode de pansement de Baynton pour les ulcères.

Je dois dire que, dans une leçon faite à la Charité par M. Chassaignac (*Gazette des hôpitaux*, 12 septembre 1843, p. 458) il est dit que le malade objet de la Clinique fut pansé par occlusion. Voici du reste en quoi consiste le pansement par occlusion de Chassaignac. Ce chirurgien recouvre la plaie d'une cuirasse de bandelettes de sparadrap qui sont croisées et qui se recouvrent par imbrication. Ces bandelettes ne doivent jamais être appliquées circulairement. Les cuirasses doivent toujours dépasser d'une certaine étendue les limites de la lésion.

Par-dessus la cuirasse, on met un pansement externe consistant dans l'application d'un linge criblé de trous, enduit d'une épaisse couche de cérat, puis de la charpie, des compresses et des bandes.

Aux yeux de M. Chassaignac, ce mode de pansement prévient la rétention du pus et empêche l'inflammation traumatique. L'écoulement du pus est assuré par l'emploi d'un linge fenêtré enduit d'une épaisse couche de cérat et débordant partout la cuirasse. Cette dernière est ainsi entretenue dans un état de souplesse qui permet au pus de s'insinuer entre les bandelettes où il est absorbé par le pansement externe. Il va sans dire que l'on renouvelle le linge cératé qui remplit ici l'office d'une soupape de sûreté.

Le pansement doit rester en place huit ou dix jours. Si le malade souffre, si la suppuration souille les pièces d'appareil, on renouvelle les pièces extérieures, jusqu'au linge cératé exclusivement. On explore attentivement les environs de la plaie, la plaie elle-même à travers la cuirasse. Si cette occlusion donne lieu de craindre quelque complication, on enlève la cuirasse, sinon on se borne à laver la surface avec un liquide contenant quelques gouttes d'eau-de-vie camphrée ou de jus de citron ; si la cuirasse s'affaiblit, on la soutient par l'addition de bandelettes supplémentaires. Quand on enlève la cuirasse au bout du temps fixé, on lave la surface de la plaie ; on la touche avec une solution d'azotate d'argent à 5 grammes pour 30 d'eau distillée, et l'on reconstruit un pansement nouveau.

Laugier, dans son mémoire à l'Institut, attribuait à son pansement la propriété de mettre les plaies dans les conditions des plaies sous-cutanées. Chassaignac attribue au sien le double avantage d'assurer la protection continue de la plaie et de favoriser en même temps l'issue des produits auxquels elle donne naissance.

Le pansement de Laugier remplit incontestablement le rôle qui lui donne son auteur, en ce sens qu'il soustrait très-exactement la partie au contact de l'air. Il diminue les phénomènes inflammatoires, mais ne prévient pas d'une façon absolue la suppuration, ce que du reste M. Laugier n'a jamais avancé, car on est quelquefois obligé de pratiquer des piqûres à la baudruche pour laisser écouler le pus. Quant au pansement de Chassaignac, je suis loin d'en contester les bons effets, tels que de diminuer la suppuration et d'accélérer la cicatrisation, mais il faut bien reconnaître qu'il remplit moins efficacement que celui de Laugier la condition de soustraire la partie au contact de l'air ambiant.

7° OCCLUSION PNEUMATIQUE ET ASPIRATION CONTINUES.

Dans sa communication à l'Académie des sciences, M. Laugier avait prononcé le mot de méthode sous-cutanée. C'était assez pour donner l'éveil à M. Guérin, qui regarde comme sa propriété spéciale tous les sujets dont il s'est occupé, et qui réclame d'autorité la priorité de toutes les découvertes grandes ou petites faites sur ces matières, habitude invariable dont j'ai eu moi-même, il y a quelque temps, à subir les effets. M. Guérin protesta donc d'abord dans son journal, puis devant l'Académie des sciences. (Comptes rendus de l'Académie des sciences, tome XIX, p. 1009). Il disait devant cette dernière société que l'idée de la méthode en question se trouvait dans le mémoire qu'il avait présenté à l'Académie en juillet 1839, que depuis longtemps dans sa pratique privée et publique, il avait fait des expériences nombreuses sur le pansement des plaies avec différentes espèces de membranes, des appareils de bandruche, de taffetas gommé, de caoutchouc, dans le but d'enfermer les plaies découvertes pour les isoler, à l'aide d'une peau artificielle, du contact de l'air.

La réclamation de M. Guérin finit d'une façon malheureuse; il établit un parallèle entre les idées de M. Laugier et les siennes au sujet de l'inflammation suppurative. Pour M. Laugier cette phase de la cicatrisation des plaies est utile à la réunion des parties divisées. Pour M. Guérin cette inflammation suppurative est un préliminaire inséparable des conditions ordinaires de plaies exposées à l'air, mais qu'il serait facile et très-avantageux de supprimer à l'aide du pansement des plaies par occlusion hermétique. Je n'ai pas besoin, je suppose, de faire remarquer combien la prétention de M. Guérin de supprimer à l'aide de ses pansements l'inflammation suppurative est illusoire, du reste ni M. Laugier, ni M. Chassaignac, ni M. Maisonneuve qui ont employé des pansements plus ou moins analogues n'ont eu la prétention de supprimer la suppuration.

Voici donc la première apparition de la méthode de M. Guérin.

Le 6 février 1866, ce chirurgien lisait à l'Académie de médecine un mémoire sur le traitement des plaies par l'occlusion pneumatique, mémoire publié dans la *Gazette médicale* de la même année, pages 87 et suivantes. Il annonce dans cette publication qu'il est arrivé à faire rentrer toutes les plaies dans les conditions des plaies sous-cutanées. Pour cela, d'après lui, il était nécessaire :

1° De maintenir les plaies dans un espace complétement fermé à l'air;

2° De les maintenir constamment recouvertes d'une membrane artificielle qui se moulât exactement et se maintînt à tous les instants moulée sur la surface de la plaie;

3° Il fallait en outre que cette application, quoique continue et immédiate, ne s'opposât pas à l'exercice physiologique des exhalations et des excrétions cutanées, qu'elle les favorisât au contraire;

4° Que cette occlusion et cette application ne permissent pas la stagnation des produits exhalés et des liquides épanchés, qu'elle prévînt la putréfaction des uns et des autres et s'opposât incessamment à leur absorption, en un mot, il fallait que l'enveloppe protectrice des plaies réalisât de tous points les bienfaits de l'enveloppe cutanée.

Le but, l'auteur pense l'avoir atteint, à l'aide de son appareil qui se compose :

1° D'un récipient métallique parfaitement étanché, d'une

Dubru…il.   4

capacité variable dans lequel se fait le vide, récipient muni
de deux robinets et d'un indicateur de vide;

2° D'une série d'enveloppes ou manchons en caoutchouc
vulcanisé de deux millimètres d'épaisseur, à une ou deux
ouvertures de forme et de dimensions variées et telles qu'elles
puissent s'adapter à toutes les parties du corps. Ces enveloppes sont munies à une de leurs extrémités ou sur le côté
d'un tube de caoutchouc vulcanisé, capable de résister à la
pression atmosphérique;

3° D'une série d'enveloppes intermédiaires d'un tissu
élastique, très-fin, perméable, de façon à se mouler sur les
parties qui doivent être enfermées dans les manchons en
caoutchouc.

La partie sur laquelle se trouve la plaie préalablement
recouverte de l'enveloppe de tissu perméable est placée dans
le manchon en caoutchouc, puis le manchon est mis en
rapport avec le récipient pneumatique par l'intermédiaire
du tube incompressible; immédiatement l'air et les gaz
renfermés dans le manchon passent dans le récipient pneumatique, et la poche enveloppante obéissant à la pression
atmosphérique sur le retrait des gaz aspirés se moule her-
métiquement sur la surface enveloppée et y est immédiatement appliquée.

Le rôle du récipient pneumatique consiste surtout à entretenir d'une manière permanente le double effet de l'aspiration du contenu du manchon et de la pression atmosphérique de ce dernier, l'un et l'autre agissant à un degré
variable, et ce degré étant toujours appréciable à l'indicateur du vide dont est muni le récipient.

Le rôle de l'enveloppe intermédiaire de tissu élastique
perméable est de favoriser sur toute l'étendue de la partie
enveloppée la circulation des gaz et des liquides aspirés.

de maintenir ainsi la surface enveloppée en rapport incessant avec le récipient pneumatique, et d'empêcher la formation de petits espaces vides par le plissement des manchons enveloppants.

Le rôle du manchon en caoutchouc est, en vertu de sa
souplesse, de son imperméabilité et de la pression élastique
de son ouverture, de se mouler uniformément sur les surfaces enveloppées, sans permettre l'entrée de l'air. Ces
effets mécaniques entraînent des effets physiologiques correspondants.

L'aspiration continue du récipient pneumatique favorise
l'exhalation et les excrétions cutanées; il empêche la stagnation de se produire; il exerce sur la surface de la plaie
une double et caractéristique influence; il favorise la sécré-
ion plastique réparatrice; il prévient le mouvement rétro-
grade qui provoque l'absorption ou la résorption des gaz
ou des liquides épanchés ou des substances toxiques ou vio-
lentes déposées à leur surface. Telle est l'opinion de M. Guérin.

Venons en maintenant à l'aspiration continue.

Dans un mémoire, lu à l'Académie des sciences (4 novembre 1867), M. Maisonneuve expose une méthode nouvelle de pansement, destinée à empêcher l'intoxication de
l'organisme, par les liquides exsudés de la surface des
plaies au contact des corps étrangers ou de l'air extérieur.
Cette méthode consiste, après les amputations, à soumettre
le moignon du membre amputé à une aspiration continue,
laquelle entraîne les liquides sécrétés par la plaie au fur et
à mesure qu'ils perdent leurs propriétés vitales, et les
transporte dans un récipient avant qu'ils aient eu le
temps de se putréfier. Voici comment il la décrit lui-
même : après avoir, comme d'habitude, arrêté l'écoulement du sang au moyen de la ligature des vaisseaux, on

nettoie la plaie avec le plus grand soin, on la lave avec de l'alcool, on l'essuie avec un linge sec, on en rapproche doucement les bords au moyen de quelques bandelettes de diachylon, en ménageant avec soin des intervalles propres à l'écoulement des liquides. On applique ensuite une couche de charpie imbibée de liquides antiputrides, tels que l'acide phénique, la teinture d'arnica, le vin aromatique ou quelque autre substance analogue, puis on maintient le tout avec quelques bandes de linge imbibées des mêmes liquides. C'est seulement après ce pansement préliminaire, qui n'est guère que le pansement usuel, que l'on procède à l'application de l'appareil aspirateur.

Cet appareil se compose : 1° d'une sorte de bonnet de caoutchouc muni d'un tube de même substance ; 2° d'un flacon de 4 ou 5 litres de capacité, muni d'un bouchon percé de deux trous ; 3° d'une pompe aspirante munie d'un tube flexible. Le moignon d'amputation enveloppé de son pansement est d'abord coiffé d'un manchon de caoutchouc ; l'orifice de celui-ci embrasse exactement le pourtour du membre, tandis que l'extrémité de son tube est adaptée à une des ouvertures du bouchon. A l'autre, s'adapte le tuyau de la pompe aspirante, puis on fait agir le piston. Bientôt l'air contenu dans le flacon est en partie aspiré et chassé. Les liquides du pansement, mêlés à ceux qui suintent de la plaie, viennent tomber dans le flacon. Le manchon de caoutchouc, privé de l'air qu'il contenait, s'affaisse et s'applique exactement sur le moignon. Le poids de l'atmosphère exerçant, par son intermédiaire, une compression puissante, maintient exactement en contact les surfaces divisées, en même temps qu'il expulse des profondeurs de la plaie tous les liquides non organisables.

D'une autre part, l'aspiration continue produite par la raréfaction de l'air du flacon, exerce sur ces mêmes liquides un appel incessant qui non-seulement empêche leur stagnation dans les pièces du pansement, ce qui serait certainement très-nuisible, mais encore et surtout ne permet pas que ces mêmes liquides morts puissent séjourner dans la profondeur de la plaie, et y devenir en se putréfiant la cause des accidents redoutables dont l'auteur a exposé le mécanisme dans un précédent travail. (Mémoire sur les intoxications chirurgicales, décembre 1866.)

Voici la statistique donnée par Maisonneuve :

Amputations		Guérisons	Morts
de cuisse	7	6	1
de jambe	3	3	»
des deux jambes	1	»	1
avant-bras	1	1	»
Résections du tibia	2	2	»

Maisonneuve, pour rendre plus évidente la différence de la méthode de Guérin et de la sienne, a donné à côté des observations qui lui sont propres deux observations d'amputés traités dans son service par M. Guérin, et dont l'une s'est terminée par la mort du malade.

Voici ces observations extraites de son mémoire intitulé : *Méthode d'aspiration continue, et ses avantages pour la cure des grandes amputations.*

OBSERVATION I.

Arthrite suppurée du genou gauche.
Amputation de la cuisse. — Emploi des lotions alcooliques et de l'appareil pour l'occlusion pneumatique. — Guérison.

Léclanchot (Jacques), âgé de 63 ans, marchand ambulant, se présenta à l'Hôtel-Dieu, le 18 mai 1866, pour y être traité d'une tumeur blanche du genou gauche. Cette affection, encore de date récente, puisqu'elle remontait à peine à huit mois, avait fait des progrès rapides et déterminait d'horribles douleurs. Bien que, dès le premier jour, on eût reconnu l'existence d'une suppuration intra-articulaire, on crut devoir tenter l'action des moyens résolutifs. Le malade fut soumis à l'usage de l'iodure de potassium ; le membre fut parfaitement immobilisé ; on exerça sur l'articulation une compression douce et méthodique. Malgré l'emploi de ces moyens, il ne se produisit aucune amélioration ; loin de là, l'état général, déjà fort ébranlé, s'altéra de plus en plus, au point qu'on dut hésiter à proposer l'amputation, de crainte que le malade ne pût la supporter. Après mûres réflexions, cependant, l'opération fut décidée et exécutée, le 18 juin 1866, de la manière suivante :

Le malade étant soumis au chloroforme, M. Maisonneuve tailla d'abord, par transfixion, un large lambeau externe ; dans un deuxième temps, il fit la section du fémur ; puis, reprenant le couteau, il acheva l'opération en taillant à plein tranchant un large lambeau interne.

Les ligatures furent ensuite pratiquées avec soin, la plaie lavée avec l'alcool à 40 degrés, puis essuyée avec un linge sec ; ses lèvres furent rapprochées mollement et maintenues au moyen de quatre points de suture très-espacées. On appliqua de suite sur le moignon des compresses longuettes, puis une bande circulaire, le tout imbibé d'une solution de permanganate de potasse. Ceci étant fait, M. Jules Guérin, qui avait proposé d'expérimenter devant les élèves son appareil d'occlusion pneumatique, voulut bien en faire l'application : il coiffa d'abord le moignon, couvert de son pansement, d'un bonnet de caoutchouc vulcanisé muni de son tube ; il adapta ensuite ce tube à un cylindre en cuivre de 40 litres environ de capacité, dans lequel le vide avait été préalablement fait à 0,75. Aussitôt que l'on eut tourné le robinet du cylindre pour établir la communication entre les deux capacités, l'air contenu dans le bonnet de caoutchouc fut vivement aspiré, et les parois élastiques du manchon vinrent s'appliquer avec exactitude sur le moignon, en exerçant sur lui une compression douce et régulière. Chaque jour, à la visite, le pansement fut renouvelé dans ses couches superficielles, et, dès le troisième jour, on put, en enlevant quelques bandelettes, constater que la réunion était parfaite dans toute l'étendue de la plaie, sauf en deux points qui étaient restés ouverts, et par lesquels s'était écoulée une certaine quantité de liquides sanieux et purulents. Aucun accident fébrile, ou autre, ne se manifesta. Le sixième jour, on enleva les fils des sutures, et, vers le douzième jour, les fils à ligature furent éliminés spontanément.

Cette cicatrisation, obtenue si rapidement, ne s'est pas démentie, seulement les deux trajets fistuleux ont persisté plusieurs mois; mais la santé générale est devenue parfaite, et le malade s'exerce à marcher avec son cuissard.

OBSERVATION II.

Arthrite fongueuse du genou. — Amputation de la cuisse.
Emploi des lotions à l'alcool et de l'occlusion pneumatique.
Mort en quatre jours.

Morellet, âgé de 40 ans, était atteint depuis deux ans d'une tumeur blanche fongueuse du genou droit, pour laquelle il avait subi sans résultat de nombreux traitements dans divers hôpitaux. Sa constitution, néanmoins, était peu altérée; il avait conservé l'appétit et le sommeil; la poitrine n'inspirait aucune inquiétude, et si ce n'eût été la maladie du genou, cet homme pouvait être considéré comme en bonne santé.

Mais l'affection du genou existait depuis longtemps; rien n'y avait jusqu'alors apporté d'amélioration, et depuis un mois qu'il était à l'Hôtel-Dieu, les choses n'avaient aucunement changé. Dans ces conditions, le malade réclamait avec instance l'amputation.

La prompte guérison obtenue chez le malade précédent engagea M. Maisonneuve à céder à son désir, et l'opération fut résolue pour le 28 septembre 1866. M. Guérin, qui, malgré l'excellent résultat obtenu dans le cas précédent, ne trouvait pas que l'occlusion eût été faite assez exactement, demanda à faire de nouveau l'application de son appareil; il désira, en outre, que l'opération fût exécutée suivant ses indications, et que le pansement lui fût entièrement confié, ce qui lui fut accordé.

L'amputation, pratiquée par M. Maisonneuve, fut exécutée par le procédé à deux lambeaux. Ceux-ci, sur la demande de M. Guérin, furent tenus assez courts pour qu'il ne restât aucun vide entre eux quand on rapprocherait leurs bords.

M. Guérin se mit alors en devoir d'exécuter le pansement; il rapprocha les lèvres des deux lambeaux, les affronta; puis, au moyen de douze points de suture, il les fixa dans cette position. Plusieurs fois, en lui voyant faire cette manœuvre, M. Maisonneuve essaya, mais en vain, de l'en dissuader, lui faisant part des inconvénients graves qu'il avait vus résulter d'une occlusion rigoureuse dans la réunion dite par première intention.

Par-dessus cette suture, M. Guérin appliqua une série de bandelettes de diachylon formant carapace, puis des compresses imbibées d'une solution de permanganate de potasse, puis une lame très-mince de gutta-percha, puis enfin une bande destinée à fixer le tout.

C'est sur ce pansement que fut ensuite appliqué le manchon de caoutchouc, dont le tube fut mis en communication avec la cloche pneumatique.

Aussitôt, l'air contenu dans le manchon fut aspiré par le vide de la cloche; le manchon, comprimé par l'atmosphère plus dense, s'affaissa et se moula sur le moignon qu'il comprimait.

Pendant la nuit, le malade eut de l'agitation; il éprouva dans le moignon quelques douleurs qui s'accentuèrent davantage le lendemain, 29 septembre. Le pansement superficiel n'ayant rien révélé de remarquable, M. Guérin réappliqua l'appareil et donna quelques calmants. Le lendemain 30, le malade était plus agité; il avait de la fièvre, absence complète d'appétit, de la soif; le moignon ne présentait encore à la surface rien d'extraordinaire.

Mais le 1er octobre, à la visite, le malade, qui avait eu un frisson de plus d'une heure pendant la nuit, était en proie à une fièvre violente; le pouls était à 130, le visage profondément altéré, les forces entièrement prostrées. L'appareil d'occlusion fut enlevé complétement; on découvrit le moignon qui était tendu et fluctuant. On se mit en devoir d'enlever les points de suture, et à peine les premiers furent-ils divisés, qu'il s'échappa de la plaie un flot de liquide sanieux et fétide mêlé de quelques gaz.

Le soir même, le malade succombait, malgré l'emploi des toniques et des antiputrides.

Ce fait malheureux m'affligea profondément, mais ne me

surprit pas. Il n'était, au contraire, que trop cruellement logique. L'occlusion de la plaie avait été parfaite, et la suppression de l'air autour du moignon avait atteint la dernière limite du possible. Pour nous, la méthode de l'occlusion pneumatique était radicalement jugée : elle était non-seulement impuissante à prévenir les accidents, mais elle était éminemment dangereuse, au même titre, du reste, que la fameuse méthode de réunion par première intention qui a causé tant de désastres.

Mais, quelque désastreux qu'il fût, ce second fait n'enlevait rien à la signification du précédent ; au contraire, il la rendait plus éclatante encore : il démontrait surabondamment que ce n'était pas au contact de l'air que devaient être attribués les accidents traumatiques, mais bien à l'intoxication produite par la rétention des liquides morts au sein des tissus vivants.

Voici en regard une observation de malade opéré par la méthode de Maisonneuve (*loco citato*, p. 20).

OBSERVATION VIII.

Arthrite fongueuse du genou gauche.
Amputation de la cuisse. — Application de l'aspiration continue.
Guérison.

Hosman (Philippe), âgé de 22 ans, entra à l'Hôtel-Dieu, le 17 juillet 1867, dans le service de M. Laugier, pour y être traité d'une tumeur blanche suppurée du genou gauche, datant de plus de cinq ans. Après un long séjour à l'hôpital, l'état du malade ne faisant que s'aggraver, l'amputation de la cuisse fut décidée, et, en l'absence de M. Laugier, exécutée par M. Maisonneuve, le 31 mars 1868, d'après la méthode circulaire. Les ligatures ayant été faites avec soin, la plaie fut ensuite lavée à l'alcool pur, puis ses lèvres rapprochées et maintenues avec quelques bandelettes de diachylon ; on fit ensuite un pansement extérieur avec des gâteaux de charpie imbibée de teinture d'arnica, et par-dessus on appliqua l'appareil aspirateur, qui fut enlevé chaque jour pour être vidé des liquides qu'il contenait, jusqu'au 9 avril, jour où on le supprima.

Aucun accident ne vint traverser la guérison, et, le 30 avril, un mois juste après l'opération, le malade n'attend plus qu'une jambe en bois pour sortir de l'hôpital.

Je n'ai pas l'intention de m'occuper ici de la discussion qui s'est élevée entre Maisonneuve et Guérin. Je consignerai seulement ce fait, que la divergence de ces deux chirurgiens est plutôt dans le point de vue auquel ils se sont placés que dans les moyens qu'ils ont employés. Je ferai observer, en outre, que Réveillé-Parise avait proposé l'aspiration pratiquée à la surface des plaies à l'aide d'une ventouse à pompe, pour débarrasser la plaie des caillots sanguins et de tout le détritus qui se trouve à la surface de la solution de continuité. (*Bulletin de thérapeutique*, novembre 1843, et *Archives de médecine*, novembre 1843.)

SECONDE PARTIE

J'ai terminé l'exposition des différents modes de pansement des plaies, il faut maintenant juger et apprécier. C'est d'abord entre les deux grandes méthodes de pansement que le choix doit être fait. Je ne m'occuperai ici que des plaies faites par l'instrument tranchant ; celles qui résultent de l'application de la ligature, de l'écraseur, des caustiques ne peuvent être réunies.

Faut-il réunir par première intention ? Doit-on laisser suppurer ? Telle est la question. Je poserai d'abord en principe absolu que la réunion, immédiate lorsqu'on l'obtient, est infiniment préférable à la réunion secondaire. Ce principe me paraît presque un axiome. En effet une réunion par première intention qui réussit abrége et diminue les douleurs ; la réaction, soit locale, soit générale, est infiniment moindre, la suppuration est supprimée et partant l'opéré échappe à la plupart des dangers que l'on redoute après les opérations.

Personne, du reste, n'a contesté l'excellence de la réunion immédiate lorsqu'elle a lieu : mais ce que l'on objecte c'est la difficulté de l'obtenir, c'est le péril auquel elle expose l'opéré lorsqu'elle échoue.

Il est indispensable d'établir ici une division imposée par le sujet lui-même. Les plaies en général et celles en particulier qui sont le résultat des opérations présentent en effet entre elles des dissemblances tellement grandes qu'elles réclament des moyens thérapeutiques essentiellement différents.

Ira-t-on, par exemple, panser l'immense plaie qui résulte d'une désarticulation coxo-fémorale, comme une petite plaie de la face?

La division qui me paraît la plus naturelle et la plus pratique est celle des grandes et des petites plaies, distinction qui repose tout autant au moins sur la profondeur des solutions de continuité que sur leur étendue en superficie. Dans les petites plaies se rangent les plaies résultant d'opérations autoplastiques. Dire d'une façon mathématique où commence la grande plaie et où finit la petite, est chose assez difficile et assez inutile. Chaque chirurgien sait bien dans quelle catégorie il doit ranger la plaie qu'il vient de produire.

Occupons-nous d'abord du traitement des petites plaies, c'est-à-dire des plaies peu étendues en superficie et en profondeur. Ici la réunion immédiate peut être posée en règle générale, et cela parce qu'elle présente des chances de réussite plus que suffisantes pour contrebalancer les inconvénients auxquels elle expose dans les cas de non-réussite, inconvénients beaucoup moindres que pour les plaies étendues. Je pose donc nettement et d'une façon générale le principe de la réunion immédiate pour les petites plaies. Il est des régions où elle est commandée par des conditions spéciales, la face, par exemple, où toute réunion secondaire se traduit par une cicatrice plus ou moins difforme, la face dont la peau si vasculaire se prête admirablement à ce mode de réunion. Du reste la réunion immédiate est la condition *sine qua non* de la réussite de certaines opérations, de celles d'autoplastie par exemple. Un lambeau autoplastique qui suppure, se recroqueville, ne remplit plus exactement le vide qu'il était destiné à combler et il en résulte une certaine difformité.

Quant aux procédés à employer pour la réunion immédiate des petites plaies, ils varient suivant leur profondeur et leur nature. Il est évident qu'une solution de continuité où la peau seule sera intéressée ne réclamera pas un traitement identique à celui d'une plaie résultant de l'opération du bec-de-lièvre. Dans tous les cas, on fera bien de commencer par laver la plaie à l'alcool. Lorsqu'elle est superficielle, qu'il n'y a pas une grande tendance à l'écartement, il faut autant que possible se passer des sutures et avoir recours aux agglutinatifs. Le collodion en est un bon, mais il est prudent de l'appliquer sur des bandelettes de linge entre lesquelles on laisse un certain intervalle.

Il faut généralement dans la pratique civile se méfier des bandelettes de diachylon, car celui que l'on trouve chez les pharmaciens est beaucoup plus irritant que le diachylon des hôpitaux et produit assez souvent des érysipèles.

Mais pour les plaies dont l'affrontement exige une puissance considérable, il faut des moyens plus actifs, c'est-à-dire les serres-fines, dont l'emploi est très-restreint, et les sutures qui sont demeurées le moyen de réunion par excellence, en dépit des efforts de Pibrac et de Louis.

En dehors de quelques cas particuliers, où on peut employer des sutures spéciales, la suture à plaques de Denonvilliers, etc., on n'a guère, pour les cas qui nous occupent, à choisir qu'entre la suture entrecoupée et la suture entortillée. Je n'entreprendrai pas ici un parallèle entre ces deux sortes de sutures. La seconde est réservée pour les cas où l'on a besoin de lutter contre une tendance à l'écartement plus considérable, et lorsque les lèvres de la plaie ont une certaine profondeur.

La première est moins puissante. On a essayé il y a quelques années d'en augmenter la puissance et d'éviter l'irritation que produisent les fils de lin ou de soie en leur substituant des fils métalliques, mais la faveur dont ces derniers ont joui quelque temps est aujourd'hui singulièrement tombée.

Dans certaines régions, la paume des mains, la plante des pieds, les sutures sont considérées comme dangereuses et il faut s'en abstenir.

A côté des petites plaies, et bien que je n'aie nullement à m'occuper des plaies dans chaque tissu, je rangerai les plaies des séreuses en général et celles du péritoine en particulier. Quelle que soit leur étendue, à moins qu'il n'y ait quelque contre-indication spéciale, telle que phlegmasie déjà développée, corps étranger auquel il faut donner issue, etc., il faut les réunir.

J'en viens maintenant aux grandes plaies. Ici, je me hâte de le dire, je laisserai de côté les opinions de nos prédécesseurs pour ne m'occuper que de celles des contemporains.

Peu nous importe que telle méthode ait donné des succès, si les changements survenus dans les conditions climatériques ou autres ne nous permettent plus de les obtenir. C'est la thérapeutique du présent et de l'avenir et non celle du passé qui nous importe.

En outre je ne vois nul intérêt à répéter ce qui a été dit par Sanson (*Des avantages et des inconvénients de la réunion immédiate des plaies*, thèse de Paris 1834. Concours pour une chaire de clinique chirurgicale) et par Deville (*Des différents modes de réunion et de cicatrisation des plaies*. Concours d'agrégation en chirurgie, 1847).

Et, d'abord, la réunion immédiate des plaies est-elle

rigoureusement possible? Courty (*De la reunion immédiate et des meilleurs moyens d'assurer la réussite après les grandes opérations. Montpellier médical,* 1861, t. VII) dit formellement :

« La réunion immédiate est donc possible dans toute l'acception du mot, à la suite des amputations, c'est-à-dire des opérations pour lesquelles on a pensé qu'il était chimérique de l'espérer. Évidemment, les chairs peuvent adhérer à l'os, la peau adhérer aux muscles; la réunion se fait entre des tissus de diverse nature. La manière dont nous entendons aujourd'hui la réunion des tissus divisés, l'analogie que nous savons exister entre les divers modes de cicatrisation, soit par première, soit par seconde intention, ne permettent pas de douter que la réunion ne puisse s'établir d'emblée et sans inflammation entre des tissus hétérogènes qui finissent bien par adhérer plus tard par bourgeons charnus et par cicatrisation, après être passés par tous les retards et toutes les péripéties de l'acte inflammatoire.

« Pourquoi pourraient-ils adhérer d'une façon et non pas de l'autre? Mais nous reviendrons tout à l'heure sur ce sujet. » Quoique l'auteur néglige d'y revenir, nous tenons le fait pour vrai. Il est en effet d'accord avec les théories de Virchow.

Les chirurgiens du Midi et les chirurgiens anglais (thèse de Topinard, *Quelques aperçus sur la chirurgie anglaise*; Paris, 1860) sont partisans de la réunion immédiate dont les membres de la Faculté de Montpellier se sont institués les apôtres.

Je commencerai par exposer ici, d'après mes souvenirs et mes notes, ce que j'ai observé à l'hôpital Saint-Eloi, de Montpellier (hôpital des cliniques), où le service était alternativement fait par Alquié et par Bouisson, tous deux partisans quand même de la réunion immédiate, et mettant toujours en usage les moyens propres à la procurer. Je n'ai jamais vu une plaie d'amputation de jambe, d'avant-bras, de bras ou de cuisse se réunir rigoureusement par première intention pendant quatre ans que j'ai suivi ce service. Trop souvent, au bout de quelques jours, on était forcé par le gonflement et la suppuration d'enlever les épingles ou les fils, selon que l'on avait fait la suture entrecoupée ou la suture entortillée, et de panser à plat.

Dans les cas heureux, et c'étaient de beaucoup les plus rares, la suppuration peu abondante, mais cependant manifeste, permettait de laisser plus lontemps en place les moyens d'union, et, à l'époque de leur ablation, il y avait déjà sur une assez grande surface des adhérences qui maintenaient les parties au contact et abrégeaient ainsi notablement la durée de la cicatrisation. La cicatrice était immédiatement linéaire. Ce n'était pas physiologiquement parlant de la réunion immédiate, mais c'en était presque cliniquement. La tradition de l'hôpital Saint-Eloi a conservé l'histoire d'une amputation de cuisse faite par Delpech, et dont la plaie aurait été guérie en trois jours. Ce succès légendaire n'est inscrit nulle part.

La cicatrisation la plus rapide qu'il m'ait été donné de voir à la suite d'une grande amputation m'a été fournie par un jeune soldat amputé de la cuisse, à la réunion du tiers moyen avec le tiers inférieur, pour une tumeur blanche du genou, et dont la plaie, quoique ayant un peu suppuré, était cicatrisée au bout de huit jours, sauf au niveau de deux fils à ligature par l'orifice de sortie desquels s'écoulait encore une très-petite quantité de pus.

A cette époque, je dois le dire, les deux professeurs de clinique chirurgicale se plaignaient vivement de ce qu'on leur avait enlevé une salle bien aérée et bien éclairée pour leur en donner une autre mal disposée, sans air, et habitée longtemps par des fiévreux. Depuis, ils sont rentrés en possession de leur ancienne propriété, et les résultats sont, dit-on, devenus meilleurs.

Bouisson, un des défenseurs les plus éminents et les plus convaincus de la réunion par première intention, a inventé des procédés de suture et de ligature propres à en assurer le succès (*Nouveaux moyens de contribuer au succès de la réunion immédiate : Tribut à la chirurgie*, t. I). Dans ce mémoire, il cite deux amputations, une de cuisse et une d'avant-bras, suivies de réunion immédiate (voir plus loin). Courty, partisan de la même méthode, rapporte un beau cas de succès dans le mémoire que j'ai déjà signalé (observation reproduite plus loin). Du reste, il n'est pas nécessaire d'aller aussi loin pour voir la réunion immédiate réussir de temps à autre après les grandes opérations. M. Broca m'a affirmé l'avoir obtenue à la suite des amputations dans les hôpitaux de Paris.

Mais j'en reviens à la pratique nosocomiale des chirurgiens de Montpellier, puisque cette ville est généralement regardée comme la patrie d'adoption de la réunion immédiate. Cette réunion y est-elle la règle? Je ne crois pouvoir donner une idée plus exacte de ce qui s'y passe aujourd'hui qu'en reproduisant les documents que j'ai reçus pendant que je faisais ma thèse et que je dois à l'obligeance de M. Eustache, interne distingué des hôpiaux de Montpellier. Les éléments d'une statistique faisant défaut, M. Eustache m'a transmis ce qu'il a vu :

Sur 3 amputations de sein, on a obtenu 1 réunion immédiate;

Dubrueil.   5

Sur 5 amputations de cuisse, on a obtenu 1 réunion immédiate ;

Sur 6 amputations de jambe, on a obtenu 1 réunion immédiate.

M. Eustache me dit, en outre que l'infection purulente se déclare 1 fois sur 4 après les amputations de membres et que les érysipèles sont assez fréquents.

On voit qu'en somme les chirurgiens de Montpellier n'ont pas autant à se louer de la réunion immédiate qu'on pourrait se le figurer, au moins dans leur pratique hospitalière. Leur pratique civile nous demeurant inconnue et échappant à tout contrôle ne peut pas entrer en ligne de compte.

A Paris, peu de chirurgiens tentent la réunion immédiate. Parmi ceux-là, je citerai Broca, qui fait la suture entrecoupée, en laissant au milieu un espace non réuni, dans lequel il place un drain (pratique essayée aussi par Courty) et applique, en outre, les attelles en carton de Blandin (si toutefois un pareil mode de pansement peut être considéré comme une réunion immédiate) ; Panas, qui fait une suture compliquée à plans superposés ; A. Guérin, qui fait la suture entortillée, et Laugier, qui applique ses attelles en liége et fait quelques points de suture. Je dois dire que ces chirurgiens s'empressent d'enlever les moyens d'union au moindre symptôme qui leur montre que la réunion n'a pas de tendance à se faire.

Si l'on avait des statistiques générales bien faites, il suffirait de les consulter pour savoir ce qui vaut le mieux de la réunion immédiate ou de la réunion secondaire. Dans beaucoup d'hôpitaux ces statistiques manquent, et à Paris même celles de l'administration de l'Assistance publique sont conçues de manière à ne présenter qu'une bien mince valeur. Entre autres choses qui n'y sont pas consignées, je signalerai le mode de pansement après les opérations.

La comparaison des statistiques est donc un élément de jugement qui me fait défaut. Toutefois, je dois dire que ce que j'ai vu à Montpellier et les renseignements que m'a transmis M. Eustache ne sont pas de nature à m'inspirer une bien vive sympathie pour la réunion immédiate.

Peut-on exalter une méthode qui réussit une fois sur cinq ou six cas, et qui sur quatre cas donne une mort par infection purulente, sans compter les autres causes de décès !

Dans une lettre que je reçois de M. Estor, professeur agrégé à la Faculté et chirurgien de l'hôpital général de Montpellier, il rapporte un cas de réunion immédiate tiré de sa pratique, et il ajoute qu'on en observe encore assez souvent, quoique moins fréquemment qu'autrefois. On sent que le fils du savant traducteur de John Bell a un attachement filial pour les dogmes paternels. Mais, je le répète, c'est la chirurgie du présent qui nous intéresse et non pas celle du passé......

Les partisans de la réunion immédiate objectent à leurs adversaires que, lorsqu'elle échoue, on est quitte pour recourir à un autre mode de pansement. C'est là un optimisme exagéré. Voici, en effet, ce qui se passe très-souvent après une amputation lorsqu'on cherche à obtenir une réunion immédiate. La peau est très-exactement affrontée, mais les muscles, surtout si l'on a employé la méthode circulaire, le sont beaucoup moins bien. Il en résulte que la peau se réunit facilement, mais qu'il reste au-dessus un espace où s'accumule de la suppuration qui est emprisonnée grâce à l'occlusion de la peau. On comprend sans peine tout ce que cet état de chose a de dangereux. Les pansements susmentionnés de Broca et de Courty ont pour but d'éviter ce péril.

En somme, je crois devoir repousser la réunion immédiate pour les grandes opérations, au moins dans la pratique hospitalière (1).

Dans quelques cas, dans ceux d'extirpation de tumeurs bénignes, la réunion est bien tentante. Mais un chirurgien prudent ne se laissera pas aller à ces tentations. Après l'ablation du lipome lui-même, il n'est pas sans danger de faire la réunion immédiate, car le lipome est enveloppé d'une couche celluleuse qui a beaucoup plus de tendance à se transformer en poche purulente qu'à se réunir.

M. Larrey a rapporté (Société de chirurgie, séance du 22 juillet 1857) comme une rareté le fait d'une réunion immédiate après l'extirpation d'un volumineux lipome de la région cervicale, et, à cette occasion, MM. Demarquay et Forget ont cité chacun un fait analogue. Mais ce sont, je le répète, des exceptions, et il ne sera pas, je crois, sans intérêt de relater en regard le cas d'un malade opéré d'un lipome de la paroi abdominale par M. Denonvilliers, de qui je tiens le fait. Contrairement à ses habitudes, et cé-

(1) En Allemagne comme en France, ainsi que j'ai pu le voir dans l'ouvrage de Billroth et Pitha, dans les journaux et dans une note que je dois à l'obligeance de M. Chantreuil, qui a été étudier la chirurgie allemande à Berlin, les chirurgiens sont à peu près d'accord pour repousser les tentatives de réunion immédiate après les grandes opérations, mais ils diffèrent beaucoup sur le choix des pansements. Ainsi Billroth, tantôt laisse la plaie à découvert, comme le conseille Burow, antôt la recouvre de charpie imbibée d'acide phénique. Fischer (de la Charité de Berlin) lave les plaies à grande eau avec des irrigateurs et les panse avec le permanganate de potasse. Neudorfer emploie un mélange de créosote et d'alcool.

dant aux sollicitations de ses internes, ce chirurgien fit la réunion immédiate. Il en résulta un vaste et grave phlegmon diffus qui ne put être combattu que par de larges incisions... La réunion immédiate secondaire de 0. Halloran n'a pas d'avantages sur la réunion secondaire.

Ce qui me paraît préférable pour les grandes plaies, c'est la réunion secondaire, mais ici encore comment juger entre les pansements si nombreux et si divers que j'ai exposés en commençant et qui sont tous excellents aux yeux de celui qui les a ou inventés ou préconisés? Les statistiques sont incomplètes et de nulle valeur. Beaucoup de chirurgiens ne publient que les succès et taisent les revers. S'en rapporter à l'autorité des maîtres, serait déroger aux habitudes du XIXe siècle, et, du reste, la plus grande divergence existe parmi les hommes les plus autorisés. Quant à l'expérience personnelle, elle me fait complétement défaut. Sur quel critérium pourrai-je donc asseoir un jugement rationnel? A défaut d'autre, j'aurai recours au suivant : voir les conditions que doit présenter une plaie qui marche bien, chose facile aujourd'hui, gráce aux progrès de l'observation et de la physiologie pathologique, et examiner, parmi les méthodes de traitement que j'ai signalées, quelles sont les plus propres à assurer ces conditions.

Or voici ce qui se passe à la surface d'une plaie en bonne voie : l'hémorrhagie s'arrête, il se fait une mortification moléculaire, l'inflammation se développe et est suivie de la formation des bourgeons charnus, de la membrane pyogénique, laquelle se transforme en tissu cicatriciel et se recouvre d'épiderme après avoir suppuré pendant quelque temps. Pour que la guérison arrive à bonne fin, ces phénomènes doivent se produire et rester dans une certaine mesure. Il faut que les vaisseaux veineux et lymphatiques s'oblitèrent, que l'inflammation ne dépasse pas certaines limites, qu'elle demeure bornée à la plaie ou aux parties immédiatement en contact avec elle et ne s'étende pas sur la peau (érysipèle), aux lymphatiques et aux veines (lymphangite et phlébite), au tissu cellulaire sous-cutané et interstitiel (phlegmon diffus). Il faut en outre que la membrane pyogénique fonctionne dans un certain sens, qu'elle exhale, mais que cette exhalation ne prenne pas de trop grandes proportions. Elle doit absorber très-peu, car les produits avec lesquels elle est en contact, ne peuvent avoir qu'une influence fâcheuse sur l'économie, comme l'établissent les expériences de Billroth et de Weber (Billroth, *Éléments de pathologie chirurgicale générale*, traduction française, p. 108), même quand le pus est de bonne nature et *a fortiori* quand il est altéré. Dans ce dernier cas, son passage dans le sang donne lieu aux accidents de résorption putride ou de septicémie. La plaie doit être tenue avec la plus grande propreté. Voyons maintenant quels sont les pansements qui paraissent réunir le mieux les conditions que je viens de signaler. Les corps inertes n'ont pas de valeur, la glycérine n'en a que comme permettant d'entretenir la plaie et ses bords dans un grand état de propreté. Les astringents appliqués au début peuvent augmenter outre mesure l'inflammation. L'occlusion simple ne peut que prédisposer à la résorption des produits sécrétés, si elle les retient, et si elle les laisse passer, elle n'a pas d'avantage spécial. Les désinfectants appliqués au début et sur la plaie constituent des agents très-irritants.

Les cataplasmes ont pour effet de déterminer, surtout

lorsqu'on en prolonge l'usage, une suppuration abondante et de donner naissance à tous les inconvénients qui s'y rattachent.

Les applications hydriatiques faites avec un linge mouillé (*water dressing*) n'ont qu'une action bien faible, et en outre, pour que la température du linge mouillé soit constante, ce qui est la condition *sine qua non* de son efficacité, il faut une grande surveillance.

L'immersion, l'irrigation n'ont pas autant qu'on l'a cru l'avantage de tenir la plaie dans un grand état de propreté, d'empêcher la formation et partant l'absorption de produits putrides, car le pus se coagule en partie au contact de l'eau (Billroth, *Path. gén.*, p. 196). De plus, il faut encore ici une surveillance active pour que l'eau soit toujours au degré voulu pour que le malade ne se refroidisse pas et ne contracte pas quelque phlegmasie viscérale. Le pansement par immersion est en somme fort compliqué. On a reproché aux irrigations (Velpeau, *Médecine opératoire*, t. 1, p. 267) de masquer les phénomènes inflammatoires sans les prévenir, de donner au pus de mauvaises qualités. Gerdy (*Traité des bandages*, t. II, p. 252), bien que partisan des irrigations, reconnaît qu'elles peuvent masquer des suppurations graves. Il en est de même des applications de glace dans une vessie.

Le traitement par l'air chaud est très-compliqué, exige de grands soins et ne donne que de minces avantages.

L'aspiration continue remplit surtout bien une des conditions importantes propres à neutraliser les dangers d'une vaste plaie, c'est-à-dire qu'en enlevant dès leur production les liquides formés au niveau de la plaie, en favorisant l'exosmose et annihilant en quelque sorte l'endosmose, elle prévient toutes ces intoxications qui occupent aujourd'hui une si large place dans la pathologie et surtout dans la pathologie chirurgicale. Aussi ne lui reprocherai-je que la complication de son appareil instrumental, et bien que cette complication me paraisse une raison suffisante pour ne pas l'appliquer de prime abord après l'opération, elle restera comme un des bons moyens de combattre les phénomènes d'intoxication, surtout dans la pratique hospitalière.

Les désinfectants diminuent sans doute les qualités septiques des produits exhalés et parent ainsi, jusqu'à un certain point aux accidents d'intoxication, mais leur action est en somme insuffisante, puisque le pus normal lui-même détermine des accidents lorsqu'il est résorbé. Le meilleur désinfectant me paraît être l'acide phénique, employé comme l'emploie Lister.

L'action des corps qui forment un coagulum à l'embouchure des vaisseaux a d'incontestables avantages. Je n'ai pas à passer ici en revue les théories de l'infection purulente dans lesquelles les travaux de Virchow ont porté un trouble si grand. Je rappellerai seulement l'opinion de Velpeau, de Maréchal et de Legallois qui considéraient le pus des abcès métastatiques comme pompé à la surface de la plaie par les veines restées béantes. Quoi qu'il en soit de toutes ces théories, l'alcool jouit dans ce moment-ci d'une faveur trop générale pour n'être pas, jusqu'à un certain point, méritée. Je n'hésite pas à le préférer au perchlorure de fer qui, plus que lui, est irritant, qui obture, il est vrai, les vaisseaux, mais peut aussi très bien produire des phlébites et donner lieu à des embolies. Il rend les plaies fort sales. Son application est très-douloureuse, et les soldats sur lesquels M. Salleron l'appliquait pendant la guerre de Crimée l'avaient baptisé le chlorure d'enfer. En outre, si au-dessous du coagulum il se fait de la suppuration, elle est retenue et peut très-bien être résorbée. En dernier lieu, un désavantage considérable du perchlorure vis-à-vis de l'alcool, c'est que, tandis que ce dernier désagrége les globules purulents, le perchlorure au degré de concentration auquel on l'emploie, ne les détruit pas.

Quant à la pratique de Sédillot (Legouest, article *Amputation* du *Dictionnaire des sciences médicales*, t. III, p. 802), qui, pour éviter les inconvénients des pansements, taille un lambeau antérieur unique retombant sur la plaie et le maintient par deux épingles à suture placées à chacun des angles de la plaie, mode d'agir qui a l'avantage de laisser le moignon exposé aux regards du chirurgien, de permettre l'écoulement des liquides exhalés et de rendre faciles les applications chaudes ou froides, elle a le très-grave inconvénient de ne pouvoir être appliquée qu'à des cas déterminés, d'exiger, en un mot, l'application d'un procédé opératoire quelquefois impossible.

Je vois en outre dans les notes qu'a bien voulu me donner M. Eustache, que Courty ayant voulu essayer (1868-1869) de laisser lui aussi les moignons complétement à découvert, est arrivé à des résultats déplorables. Voici ce que dit M. Eustache : Mauvais effets dans tous les cas, érysipèle presque à coup sûr; inflammation du moignon et suppuration plus considérable; deux infections purulentes sur six tentatives.

La méthode que suivait Dupuytren et qui consiste à bourrer la plaie de charpie (Dupuytren toutefois cherchait la réunion immédiate après les amputations primitives pour les plaies d'armes à feu), pratique que l'on retrouve chez les chirurgiens militaires russes et qu'emploient aussi quelques Français, me paraît irrationnelle. A quoi bon mettre un corps irritant en contact avec la plaie? Pour éviter la réunion? Mais elle n'a pas une si grande tendance à se produire, et en tout cas, il est facile, avec un stylet ou une sonde cannelée, de séparer ces parties fraîchement unies.

En somme voici, après les amputations, le pansement qui me paraît le meilleur. C'est, à l'alcool près, celui qu'emploie depuis de longues années le professeur Denonvilliers; c'est celui que Barbosa a importé en France d'où il l'avait sans doute exporté. (Barbosa, *Congrès médical international* de 1867, p. 258). Denonvilliers ampute autant que possible par la méthode circulaire et applique, sur la partie du moignon la plus rapprochée du tronc, un bandage circulaire assez fortement serré qui descend vers la plaie, bandage qui a pour but de rapprocher les parties profondes et d'en obtenir la réunion aussi vite que possible. Il rapproche ensuite très-mollement les lèvres de la plaie à l'aide de quelques bandelettes de diachylon qu'il fait adhérer sur le bandage, et applique sur la plaie un plumasseau de charpie imbibée de glycérine. Semblable est la pratique du chirurgien portugais, à cela près qu'il recouvre la plaie avec des plumasseaux trempés dans de l'alcool camphré.

En résumé, je proposerai, lorque l'hémorrhagie a été complétement arrêtée, et la plaie, exposée à l'air pendant vingt minutes, de la laver avec de l'alcool camphré, d'appliquer un bandage circulaire assez serré, commençant au-dessus du moignon, descendant vers la plaie et s'arrêtant à une faible distance de cette dernière, puis de rapprocher mollement les parties avec quelques bandelettes agglutinatives que l'on fait adhérer sur les doloires, d'appliquer par-dessus des plumasseaux trempés dans de l'alcool camphré et enfin de maintenir le tout avec le triangle de Mayor. Ce pansement n'est nullement irritant, ne ferme pas la plaie et ne favorise pas l'absorption des produits exhalés.

En outre, il doit, je crois, être enlevé au bout de vingt quatre heures, et la pratique des pansements fréquents conseillée par Lisfranc, me paraît bien supérieure à celle des pansements rares préconisée par Magati. (*De rard vulnerum medicatione, seu de vulneribus raro tractandis*, Venise 1616) et par Belloste dans le Traité du chirurgien d'hôpital. Chaque jour la plaie sera donc pansée et chaque fois lavée avec l'alcool. S'il y avait une réunion trop rapide des parties superficielles sans que les chairs soient réunies dans le fond, on désunirait les premières. Cette pratique a donné à M. Barbosa de très-bons résultats consignés dans sa communication au congrès.

Pour les plaies autres que celles d'amputation, je recommande le même traitement : laver à l'alcool, rapprocher légèrement avec des bandelettes et panser avec des plumasseaux trempés dans de l'alcool.

Quelques mots maintenant sur la valeur relative des moyens de combattre les accidents et les complications des plaies.

Je n'ai pas à m'occuper ici des moyens de les prévenir, car c'est là ma thèse tout entière, et, qui plus est, le titre de mon travail ne me permet de m'occuper que des moyens locaux de combattre ces accidents ; les moyens généraux rentrent dans le traitement de l'opéré et non dans celui de la plaie.

Si la douleur est très-vive on aura recours à des applications émollientes et narcotiques. A l'hémorrhagie on opposera la compression, et si elle résiste la ligature du vaisseau ; dans le cas d'hémorrhagie en nappe, les stytiques, les réfrigérants et en dernier lieu le perchlorure seront mis en usage.

Lorsque l'inflammation acquiert des proportions inquiétantes, on couvrira la plaie d'un large cataplasme et on devra désunir les parties superficielles, si elles s'étaient cicatrisées avant les parties profondes. Les bains locaux seront mis en usage et en dernier ressort on fera une application de sangues.

Dans les cas légers de pourriture d'hôpital, les styptiques sont de mise (suc de citron, solutions d'acide citrique). La teinture d'iode et le brome ont donné de bons résultats pendant la guerre d'Amérique.

Mais lorsqu'on a affaire à une pourriture grave qu'elle soit ulcéreuse ou pulpeuse, c'est aux vrais caustiques qu'il faut en appeler, perchlorure de fer et acides minéraux concentrés, et mieux encore au fer rouge qui entre les mains de Delpech et entre celles de ses successeurs, pendant la guerre de Crimée, a donné les meilleurs résultats à l'hôpital de Montpellier sur lequel on évacuait une partie des blessés de l'armée d'Orient. C'est le remède par excellence et en outre son emploi est moins douloureux, que celui des acides minéraux ou du pechlorure concentrés.

Si malgré les soins que j'ai déjà signalés, il survient des phénomènes d'infection purulente, que faire localement? A la cautérisation préconisée par Bonnet, Philippeaux, Sédillot et Follin et pour laquelle on peut employer le fer rouge ou le caustique de Canquoin, je préférerai l'aspiration continue. Ce n'est pas que j'ajoute une grande efficacité à son emploi en pareille circonstance, mais c'est le cas ou jamais de dire : *melius anceps quam nullum remedium*.

Contre l'infection putride on dirigera les soins propres

à faire écouler le pus, les contre-ouvertures, le drainage, les désinfectants, mais au rang des meilleurs moyens je placerai ici l'aspiration pneumatique.

L'érysipèle, lorsqu'il est développé, n'exige pas d'autres applications sur la plaie que des applications émollientes. Le collodion sera sévèrement proscrit.

Il est évident que même dans la marche normale des plaies, il faut de temps à autre varier le pansement, toucher avec la pierre infernale, tantôt pour exciter la cicatrisation, tantôt pour réprimer des bourgeons exubé-rants. En un mot il n'est pas de traitement, quelque bon qu'il soit, qui soit applicable sans variation aux plaies qui suppurent depuis le jour de leur production jusqu'à celui de leur cicatrisation. L'art du praticien consiste à savoir à chaque période appliquer le mode de traitement approprié.

Observations de réunion immédiate, tirées du Mémoire de Bouisson. (Tribut à la chirurgie.)

OBSERVATION I.

Tumeur blanche du coude gauche. — Amputation. — Issue des fils à ligature à travers la peau. — Prompte guérison.

Grégoire, âgé de 26 ans, né à Aigues-Mortes, est entré à l'hôpital Saint-Eloi, de Montpellier, le 23 novembre 1852; cet homme, d'un tempérament lymphatique, d'une constitution détériorée par une nourriture insuffisante, contraint, par la fatigue de sa profession de pêcheur, de subir fréquemment l'influence de l'humidité, et exposé d'ailleurs à des tiraille-ments ou à des secousses habituelles brusques, produits dans les articulations des membres supérieurs par l'action de ra-mer, ressentait déjà depuis un an des douleurs assez vives dans le coude gauche. N'ayant pu discontinuer aussitôt son travail, il en était résulté une aggravation dans la douleur, qui

ne tarda pas à être suivie de gonflement et bientôt d'impossi-
bilité dans les mouvements. Au moment de son admission à
l'hôpital, l'avant-bras était à l'état de flexion permanente sur
le bras. La région huméro-cubitale était tuméfiée, surtout en
arrière et sur les côtés de l'olécrâne. Les mouvements étaient
impossibles; un abcès formé vers l'épicondyle avait donné
lieu à un trajet fistuleux d'où suintait habituellement un liquide séro-purulent. L'exploration de ce trajet, au moyen d'un
stylet, nous fit reconnaître que les os étaient rugueux, ramollis,
pénétrables même, et que la tumeur blanche avait atteint une
période déjà avancée. L'état général était cependant assez
satisfaisant, malgré la diminution des forces. Du moins le malade avait de l'appétit; le sommeil était bon, la fièvre presque
nulle, et les viscères étaient exempts de lésions importantes.

Après avoir inutilement mis en usage quelques remèdes internes, tels que l'huile de foie de morue, le muriate d'or, et
avoir employé sans plus d'avantages divers moyens locaux,
notamment des frictions iodurées, des vésicatoires, des cautères, des douches et la compression, l'amputation fut proposée
au malade comme la seule ressource.

Cette opération fut pratiquée le 31 mars. Après avoir anes-
thésié le malade, chaque aide se disposa à remplir sa tâche,
et l'amputation circulaire du bras fut exécutée d'après les règles habituelles. Les artères furent liées avec soin, de manière
à absterger exactement la plaie, et nous jugeâmes à propos,
vu le nombre des ligatures qui s'élevait à six, et pour prévenir
l'inflammation que leur présence pouvait occasionner, d'en
débarrasser la plaie par l'application de notre procédé. Un
chef de chaque ligature ayant été coupé près du nœud, l'autre
chef fut engagé dans le chas d'une aiguille lancéolée, et celle-ci
ayant piqué la peau de dedans en dehors aussi près que possible du nœud correspondant, servit à dégager le fil qui fut fixé
sur la face épidermique de la peau, à l'aide d'une lanière de
sparadrap. La plaie fut alors réunie de manière à obtenir une
ligne d'adhésion transversale, et des points de suture entrecoupée, placés à 2 centimètres de distance, servirent à as-
sujettir les lèvres de la plaie dans un contact d'autant plus
exact, qu'aucune ligature n'ayant été ramenée dans leur intervalle, rien ne s'opposait au travail régulier d'adhésion des
bandelettes agglutinatives; des plumasseaux et quelques tours

d'un bandage contentif complétèrent le pansement. L'ensemble de l'opération n'avait occasionné aucune douleur.

Aucun phénomène particulier, si ce n'est un peu de céphalalgie et d'agitation, ne se manifesta dans les premiers jours de l'opération. Le 4 avril, l'appareil fut enlevé, et déjà la cicatrisation paraissait en bonne voie; quelques gouttes de pus existaient à peine au niveau des fils; les pièces d'appareil n'étaient imbibées que d'une médiocre quantité de sérosité. Deux des fils à ligature qui avaient servi à étreindre des artérioles et qui correspondaient au côté externe du moignon furent enlevés. Dès le huitième jour, la cicatrisation était complète; elle avait eu lieu sans suppuration, et elle ne cessa de se maintenir avec ce caractère dans le moignon; les points de suture et trois fils à ligature furent enlevés; le dernier, qui correspondait à la ligature de l'artère humérale, et qui avait été distingué des autres, ne fut détaché que le dixième jour. A dater de ce moment, le moignon et le bras ne furent plus en cause; il était évident que la plaie d'amputation était guérie. Le séjour du malade à l'hôpital se prolongea néanmoins, parce qu'un érysipèle se déclara sur les parois de la poitrine, sans avoir pris son point de départ au moignon et sans s'étendre ultérieurement vers lui. Cette complication indépendante de l'opération, et qui fut sans influence sur les résultats, ne menaça point la vie du malade, qui ne tarda pas à se rétablir, et sortit bientôt après de l'hôpital.

Un résultat plus décisif encore que le précédent est exprimé par le récit de l'opération suivante, que nous avons pratiquée sur un soldat de l'armée d'Orient.

OBSERVATION II.

Coup de feu à l'avant-bras gauche. — Pourriture d'hôpital. — Complications diverses. — Amputation du bras avec dégagement direct des fils à ligature à travers la peau. — Guérison en six jours.

Guilloux (François), âgé de 26 ans, soldat au 2e régiment de zouaves, admis à l'hôpital Saint-Eloi, le 17 août 1855, était atteint d'une fracture avec plaie de l'avant-bras gauche, à la suite d'un coup de feu reçu, le 18 juin, sous Sébastopol, pendant un service à la tranchée. La balle avait écorné le bord externe du cubitus et fracturé le radius. Transféré en France après les premiers soins, ce malade fut atteint, pendant la traversée, de la pourriture d'hôpital qui régnait sur le bateau de transport. Dès son entrée à l'Hôtel-Dieu de Montpellier, on reconnut que la pourriture présentait la forme pulpeuse, et elle fut énergiquement traitée à plusieurs reprises par la cautérisation au fer rouge. Cette complication céda. Mais la plaie ne tendait pas à la cicatrisation ; quelques esquilles sortaient de temps en temps, et une fluxion inflammatoire très-douloureuse régnait dans tout l'avant-bras. Il fallut ouvrir plusieurs abcès et faire des débridements. Une fièvre intense minait le malade, dont la sensibilité était exaltée au plus haut degré. Nous crûmes cependant devoir temporiser, combattre les symptômes prédominants et tenter la conservation du membre. Quelques accès de fièvre intermittente se déclarèrent et furent enrayés par le sulfate de quinine. Mais à la période d'excitation précédemment indiquée, succéda une prostration profonde ; le mal local, sans s'aggraver, ne cédait pas. Le stylet, introduit par les ouvertures des abcès, indiquait la dénudation des os. Une suppuration sanieuse et l'aspect blafard de la plaie, que ne pouvaient corriger ni l'emploi local et général du quinquina, ni l'administration de divers toniques, indiquaient de plus en plus en plus que les efforts de conservation du membre deviendraient stériles, et qu'un plus long délai exposait le malade aux conséquences mortelles de la fièvre hectique. L'amputation fut résolue et acceptée courageusement par le blessé.

Le 16 janvier 1856, Guilloux fut transporté dans la salle des opérations et soumis aux inhalations anesthésiques. L'engorgement des tissus de l'avant-bras ne permettant pas d'amputer dans la hauteur ni dans l'articulation supérieure de cette partie, c'est à l'amputation du bras au tiers inférieur que l'on dut procéder. Les aides étant disposés et l'artère comprimée, j'amputai d'après la méthode circulaire et d'après les règles ordinaires. Le moignon étant épongé pour reconnaître les artères qui pouvaient donner du sang, je fis trois ligatures et j'eus le soin de couper près des nœuds l'un des bouts du fil. Le bout conservé fut passé par le chas d'une aiguille, et en piquant avec celle-ci la portion de peau qui, dans la clôture de la plaie, venait s'appliquer sur le point où aboutissait l'artère, je fis sortir ces fils par des ouvertures très-petites, et diverse-

ment éloignés de la ligne de réunion des lèvres de la plaie ;
j'eus ainsi l'avantage de ne pas faire parcourir un long trajet
à ces fils et de ne pas gêner la cicatrisation des bords de la
plaie en exonérant la ligne de réunion de la présence de tout
corps étranger. Le suintement étant nul après ces ligatures,
le pansement par occlusion put être pratiqué dans sa rigueur,
de manière à transformer la surface du moignon en plaie sous-
cutanée. Un nombre suffisant de points de suture entrecoupée,
des bandelettes agglutinatives et un pansement contentif réa-
lisèrent ce résultat.

Le membre amputé nous montra une infiltration purulente
des parties molles de l'avant-bras. La portion du radius n'é-
tait pas consolidée, et les bouts correspondants des fragments
étaient arrondis. Le fragment supérieur était environné de
pus ; son périoste se décollait avec facilité, et son tissu, ra-
molli par l'inflammation et modifié dans sa texture, semblait
avoir contracté une mollesse élastique qui permettait de la
déprimer ou même de l'incurver légèrement. L'articulation du
coude était remplie de synovie ; celle du poignet était envahie
par l'inflammation. Les muscles de l'avant-bras étaient atro-
phiés et décolorés.

Débarrassé d'une lésion aussi grave, le malade goûta du
repos le jour même de l'opération. Une potion administrée par
cuillerées contribua à ce calme, qui se prolongea pendant la
nuit et ne fut pas troublé par la fièvre.

Le 17. Le facies est bon, l'abattement est moins marqué ; le
pouls, qui était filiforme avant l'opération, se relève un peu.
Les pièces de pansement ne sont pénétrés ni de sang ni de sérosité sanguinolents. — Bouillon, tilleul gommé.

Le 18. Cet état d'amélioration se soutient et progresse
même.

Le 19. Le malade a bien dormi ; sa figure est meilleure ; le
pouls reprend plus d'ampleur et de résistance. On change les
pièces extérieures du pansement, bien qu'elles ne soient pas
souillées.

Le 21. Deuxième pansement. Suppuration presque nulle. La
réunion commence à se faire, suivant une ligne exacte. On
détache quelques points de suture, et le contact des bords de
la plaie est maintenu par des bandelettes.

Le 23. La réunion est assurée ; les autres points de suture

sont enlevés. Il n'y a pas de suppuration. L'un des fils à ligature se détache et est entraîné à travers la peau. Les autres
fils ne sont extraits que plus tard.

A partir du septième jour, la plaie est réellement guérie;
les bandelettes sont supprimées ; on ne fait plus que des pansements protecteurs et à longs intervalles. La plaie ne fournit
pas de suppuration ; dans un point seulement, un bourgeon
charnu donne un léger suintement sanguinolent. Le malade,
soumis à un régime analeptique, reprend de plus en plus de la
vigueur. Des formalités à remplir pour régulariser sa réforme
le retiennent à l'hôpital jusqu'au 21 février.

OBSERVATION III.

Observation de Courty (Mémoire cité. Montpellier médical).

L....., âgé de 46 ans, d'une petite stature, d'une constitution
en apparence assez faible, d'un tempérament mixte, cheveux
châtain foncé, est atteint, depuis son enfance, de l'affection
scrofuleuse. Successivement attaquée sur la peau et les divers
tissus où ses manifestations se sont produites, cette affection
a déterminé, depuis une vingtaine d'années, une carie des
deux os de la jambe, qui, malgré les traitements divers qui
lui ont été opposés, notamment plusieurs saisons de bains de
mer, a continuellement progressé. S'étendant à la fois en surface et en profondeur, la carie a fini par envahir la presque
totalité du tibia et du péroné ; les parties de ces os qui n'ont
pas encore été détruites par elle se trouvent déjà notablement
modifiées.

Dans le principe, la maladie, en déterminant des trajets fistuleux, a donné naissance à des ulcères plus ou moins étendus
qui se sont cicatrisés et rouverts à plusieurs reprises sur divers points ; mais à la fin ils se sont perpétués, réunis peu à
peu par l'ulcération progressive de leurs bords et confondus
en un seul et vaste ulcère, dont la périphérie est à la peau,
dont le centre est dans la profondeur du tibia, et dont l'étendue occupe environ les deux tiers de la longueur de la jambe
et la moitié de sa largeur, c'est-à-dire presque toute sa région
antérieure. Les bords de cet ulcère sont relevés, irréguliers,
calleux sur quelques points, fongueux, blafards, renversés sur

quelques autres ; le fond est gris noirâtre et renferme des détritus et des parcelles osseuses mêlées à du pus. La peau qui
entoure l'ulcère est rouge, violacée, livide. Le gonflement
s'étend jusqu'au genou, et les tubérosités du tibia sont manifestement tuméfiées.

Il y a déjà onze mois que le malade est dans cet état, que
ses forces s'épuisent tous les jours par la douleur, l'insomnie
et l'abondance de la suppuration. Il a une fièvre continue
avec exacerbation et sueurs nocturnes ; il est presque arrivé
au dernier degré de maigreur et même de marasme : la face
pâle, amaigrie, ne laisse voir, pour ainsi dire, que des pom-
mettes saillantes et rouges ; l'appétit se perd et parfois la
diarrhée se déclare. Il se fait admettre à l'hôpital général, et,
convaincu qu'il n'a plus que quelques jours à vivre, il nous
demande comme une faveur de tenter l'amputation du
membre.

J'avoue que j'hésitai d'abord à entreprendre une opération
qui m'aurait paru inutile, si je n'avais songé au changement
que peut apporter dans une constitution la suppression d'une
altération organique si longtemps et si profondément débili-
tante. Mais après avoir exploré soigneusement les principaux
viscères, notamment les poumons, et constaté leur intégrité, je
me décidai à accorder au malade cette tentative de guérison
et je hâtai son exécution.

Le 2 mars 1858, l'amputation circulaire de la cuisse fut
pratiquée au lieu d'élection. Le malade fut chloroformisé.
L'anesthésie fut parfaite. La compression de l'artère crurale
fut faite avec le plus grand soin, afin d'épargner surtout le
sang d'un sujet si profondément épuisé. Cinq ligatures furent
pratiquées, tous les fils rassemblés sur le point le plus voisin
de la plaie, qui fut réunie par sept points de suture et coaptée
aussi exactement que possible, de manière à former deux angles latéraux. L'os était bien enfoui dans les chairs ; des bandelettes agglutinatives furent appliquées de façon à exercer
de loin sur la peau une traction suffisante, et un bandage, légèrement compressif, mais exactement posé, soutint le rap-
prochement des muscles au dehors de la peau. Enfin, le moignon fut placé à plat sur un coussin presque horizontal et
maintenu par la main d'un infirmier intelligent qui appuyait
légèrement sur la partie supérieure, en agissant sur lui par

une douce pression opposée à celle du coussin et portant sur la base plutôt que sur les bords.

Le pansement n'avait été fait qu'une demi-heure après l'opération, le moignon étant parfaitement sec.

Dans la journée, on administre d'heure en heure par cuillerées, une potion composée de : eau de mélisse, 60 grammes, eau de fleur d'oranger, sirop d'éther, sirop diacode ââ 30 gr. Dans l'intervalle un peu de tilleul.

Le soir, la réaction est légère, l'état du malade tout-à-fait satisfaisant.

3 mars, à neuf heures du matin. Le malade a dormi à plusieurs reprises une bonne partie de la nuit, mieux qu'il n'avait pu le faire depuis longtemps. Le pouls qui donnait plus de 100 pulsations avant l'opération est descendu à 90. A peine y a-t-il quelques soubresauts dans le moignon. Le soir, je prescris du bouillon.

4 mars. Le malade a dormi, il a été à la garde-robe sans effort. Le pouls est descendu à t0.—Bouillon toutes les quatre heures.

5 mars. Sommeil, pas de fièvre, 68 pulsations, une garde-robe naturelle. Premier pansement. Le moignon découvert ne présente pas de rougeur, pas de pus; il n'est douloureux sur aucun point, la coaptation est parfaite, la langue est un peu blanche. — Bouillon, deux potages.

6 mars. Idem.

7 mars. Idem. J'enlève les points de suture ; pas une goutte de pus, coaptation parfaite. Nous remarquons à chaque contraction musculaire des plissements de la peau du moignon indice probable de l'adhérence des chairs avec l'enveloppe cutanée. Garde-robe naturelle. — Potages, vin ; pansement léger avec bandelettes de linge trempées dans le collodion.

8 mars. Idem. La langue, le pouls sont excellents, les fils à ligature tiennent ; en tirant dessus légèrement, on fait sortir par l'ouverture très-étroite qu'ils occupent une goutte de liquide séreux. Même pansement, soupe, volaille, vin.

9, 10 et 11 mars. Idem. Deux gouttes de pus suintent par l'ouverture de passage des fils à ligature, le malade demande à se lever.

16 mars. Chute d'une ligature. On sent les fils retenus par la pression que la cicatrice du moignon exerce sur tout leur trajet.

17 mars. Chute de trois ligatures. Garde-robes régulières.
La traction exercée sur le cinquième fil à ligature détermine
une douleur qui se propage en remontant le long de la cuisse,
ce qui nous fait supposer qu'elle doit étreindre un filet ner-
veux, et nous engage à la respecter. Le malade se lève. *Regime
ad libitum.*

19 mars. Après des tentatives vaines faites hier pour arra-
cher la dernière ligature, de nouvelles tractions exercées aujourd'hui dans tous les sens avec assez de force, finissent par
l'amener en dehors, mais sans le nœud. On peut s'assurer à
l'inspection qu'elle a dû se casser près du nœud que nous n'a-
vons jamais vu sortir. Le lendemain une goutte de pus sortit
encore par l'ouverture des fils et ce fut tout.

A partir de ce jour, le malade se promena avec des béquilles,
et bientôt avec un cuissard. Il a repris peu à peu des forces,
de l'embonpoint, et depuis trois ans sa santé ne s'est pas altérée un seul jour.

INDEX BIBLIOGRAPHIQUE

RÉUNION IMMÉDIATE.

Louis. Mémoire sur l'opération du bec-de-lièvre, où l'on établit le premier principe de l'art de réunir les plaies. In Mémoires de l'Académie de chirurgie, MDCCLXVIII, t. IV.

Pibrac. Mémoire sur l'abus des sutures. In Mémoires de l'Académie de chirurgie, MDCCLXXVIII, t. III.

Sanson. Des avantages et des inconvéniens de la réunion immédiate des plaies. Thèse de concours de clinique chirurgicale. Paris, 1834.

Serres. Traité de la réunion immédiate et de son influence sur les progrès récents de la chirurgie dans toutes les opérations. Montpellier, 1830.

Deville. Des différents modes de réunion et de cicatrisation des plaies. Thèse de concours d'agrégation 1847.

Bouisson. Nouveaux moyens de contribuer au succès de la réunion immédiate. In Tribut à la chirurgie, t. I, p. 448.

Courty. De la réunion immédiate et des meilleurs moyens d'assurer la réussite après les grandes opérations. Montpellier médical, 1861, t. VII. p. 221.

Rouvier. De la réunion immédiate. Thèse de Montpellier 1866.

Jobert. De la réunion en chirurgie.

Goyrand. Du collodion comme moyen de réunion des plaies. Gazette médicale de Paris 1858, p. 49, 50.

Richardson. Styptic colloïd. medical Times, 67, t. I, p. 388.

Fourgniaud. De la sous-cutanisation des plaies par la réunion collodionée. Thèse de Paris 1859.

Simpson. De l'acupressure. Traduction française, 1864.

Pansements inertes.

Demarquay. De la glycérine et de ses applications à la chirurgie et à la médecine. Paris, 1867.

Réveillé-Parise. Applications de plomb laminé. Archives de médecine. 5e année, t. XIV, p. 546.

Bouisson. De la ventilation des plaies et des ulcères. In Tribut à la chirurgie, t. II.

Béranger-Féraud. Traitement des plaies par la ventilation. Bulletin de thérapeutique 1866.

Banissen. De la nécessité de la ventilation dans les plaies et les ulcères. Gazette médicale, 1858, n⁰ˢ 44, 48.

Astringents.

Rivaillé. Emploi de l'alun calciné. Archives de médecine, 4e série, t. XV.

Antiplogistiques.

Lombard. Précis sur les propriétés de l'eau simple employée dans le traitement des maladies chirurgicales. In Opuscules de chirurgie, 1786.

Mayor. De la localisation des bains sur les diverses parties du corps humain. 1841.

Josse. Mélanges de chirurgie pratique. 1835.

Bérard. Sur l'emploi de l'eau froide comme antiphlogistique dans le traitement des maladies chirurgicales. Archives de médecine, 1835.

Christophe. Journal des connaissances médico-chirurgicales. 1834.

Thèses de Boudrie, 1825; Omouton, 1835; Roger, 1835; Martineau, 1836; Roberty, 1836; Delamotte, 1840; Laden, 1843; Gravis, 1843; Gueury, 1843.

Malgaigne. De l'irrigation dans les affections chirurgicales. Concours de clinique chirurgicale. 1841.

Topinard. Quelques aperçus sur la chirurgie anglaise. Thèse de 1860.

Godin. Archives de médeçine, 1837.

Nivet. Gazette médicale, 1838.

Philipps (de Liége). Bulletin médical belge, juill. et août 1839.

Amussat (Auguste). De l'emploi de l'eau en chirurgie, th. 1850.

De Bourge. De l'irrigation. Journal de Bruxelles, sept. 1864.

Langenbeck. Des bains tièdes permanents. Clinique allemande,
1855, et Gazette hebdomadaire, 1856, p. 184.

Fock. Même sujet. Clinique allemande, 1855.

Bosch. Même sujet. Wurtemberg. Corr. Blatt., 1857.

Friedberg. Des bains permanents dans les plaies. Gazette de
Prague, 1866.

Sédillot. De l'immersion prolongée des plaies dans l'eau.
Gazette de Strasbourg, 1856.

Esmark. De l'emploi du froid en chirurgie. Archives de clinique chirurgicale, t. I, p. 275; 1861.

Loper. De l'eau froide en chirurgie.

Pupier. D'un traitement consécutif spécial des amputations
comme moyen d'obvier aux accidents des grandes
plaies. Thèse, 1855.

Désinfectants.

Velpeau. Rapport à l'Académie des sciences sur les désinfectants, 6 février 1860. Gazette des hôpitaux, 1860, p. 74
et suivantes.

Chalvet. Mémoire sur les désinfectants. Couronné par l'Académie de médecine, 1862.

Reveil. Mémoire couronné par l'Académie de médecine. 1862,
et mémoire sur le permanganate de potasse, in Archives, 1864.

Cosmao-Dumenez. Sur le permanganate de potasse. Bulletin
de thérapeutique, 1868.

Lemaire. De l'acide phénique. 1865.

Foucher. Sur le chlorate de potasse. Bulletin de thérapeutique,
1867, t. LXXII, p. 42.

Desprès. Sur le chlorate de potasse. Bulletin de thérapeutique,
1866, t. LIX, p. 469.

Dewandre. Sur le sel marin. Bulletin de thérapeutique, 1865,
t. LXIX, p. 282.

Werner. Sur un savon à la térébenthine. Bulletin de thérapeutique, 1865, t. LXVIII.

Hachenberg. Térébenthine contre la pourriture d'hôpital Gazette médicale, 1864, p. 495.

Voodward. Emploi du brome. Medical Times, 1863, t. I, p. 670.

Thomson et Frank Hamilton. Emploi du brome. Gazette médicale, 1864, p. 119, et 1863, p. 155.

Thiersh (de Leipzig). Sur l'emploi du phénol. Gazette médicale, 1868, p. 388.

Paquet. Emploi de l'acide thymique. Bulletin de thérapeutique, 15 juin 1868.

Giraldès. Des différents modes de pansement des plaies, en particulier par l'acide phénique et l'acide thymique Mouvement médical, 11 avril 1869, p. 172.

Lister. Acide phénique. The Lancet, 1868, et Journal de médecine et de chirurgie pratiques, 1869, 1er cahier, p. 14. Ligature anti-septique. The Lancet et Gazette médicale, 1869.

Agents coagulants.

Batailhé et Guillet. De l'alcool et des composés alcooliques en chirurgie, 1859.

Chédevergne. Du traitement des plaies chirurgicales et traumatiques par les pansements à l'alcool. 1864.

De Gaulejac. Du pansement des plaies par l'alcool. Thèse de Paris, 1664.

Remi Gaston. De l'emploi des composés alcooliques en chirurgie. Thèse de Montpellier, 1866.

Béhier. Article *Alcool* du Dictionnaire des sciences médicales.

Prichard. Emploi de l'alcool dans le pansement des plaies. Journal médical britannique, novembre 1860.

Salleron. Mémoire sur le perchlorure de fer pour combattre la pourriture d'hôpital et l'infection purulente. 1859.

Burin Dubuisson. Traité pratique des applications du perchlorure de fer en médecine.

Deleau. Traité sur le perchlorure de fer.

Bourgade. Sur le perchlorure de fer comme agent prophylactique des accidents consécutifs aux opérations. Congrès médical international, 1867, p. 224.

Occlusion et aspiration continues.

Laugier. Pansement par la baudruche et la gomme arabique. Comptes-rendus de l'Académie des sciences, 1844.

Jules Guérin. Occlusion pneumatique. Gazette médicale 1844, 1866 et 1868.

Chassaignac. Occlusion. Comptes-rendus de l'Académie des sciences, 1844, et Traité clinique et pratique des opérations chirurgicales, 1862.

Maisonneuve. Méthode d'aspiration continue, 1867.

SECONDE PARTIE.

Barbosa. Statistique des opérations à Lisbonne. Congrès médical international, p. 234.

Gosselin. Des pansements rares. Thèse de concours pour le professorat, 1851.

Lisfranc. Précis de médecine opératoire.

Cæsar Magati. De rara vulnerum medicatione, sen de vulneribus raro tractandis. Venise, 1616.

Belloste. Chirurgien d'hôpital ou manière de guérir promptement les plaies. Paris, 1696.

A. Parent, imprimeur de la Faculté de Médecine, rue Mr-le-Prince, 31

TABLE

LIBRAIRIE F. SAVY

BAUDOT (E.), ancien interne lauréat des hôpitaux et de la Faculté. **Traité des affections de la peau,** d'après les doctrines de M. Bazin, médecin de l'hôpital Saint-Louis. Paris, 1869. 1 vol. in-8. 7 fr.

BOUCHARD, professeur agrégé à la Faculté de médecine de Paris. **De la pathogénie des hémorrhagies.** Paris, 1869. 1 vol. in-8 avec planches. 3 fr. 50

DUBRUEIL, prosecteur de la Faculté de médecine de Paris. **Manuel d'opérations chirurgicales.** Paris, 1867. 1 vol. in-18 avec planches coloriées, publié par fascicules.

1er fascicule : Opérations qui se pratiquent sur l'appareil circulatoire (Artères), avec 8 pl. col.

2e fascicule : Opérations qui se pratiquent sur l'appareil circulatoire (Veines), avec 4 pl. col.

3e fascicule : Opérations qui se pratiquent sur l'appareil locomoteur (Amputation, Désarticulations), avec 4 pl. col.

4e fascicule : Opérations qui se pratiquent sur l'appareil locomoteur (Amputations, Désarticulations), avec 4 pl. col.

Prix du fascicule. 1 fr. 50

FREY (H.), professeur à l'Université de Zurich. **Traité d'histologie et d'histochimie,** traduit de l'allemand sur la 3e édition, par Paul SPILLMANN, annoté par M. RANVIER, préparateur du cours de médecine expérimentale au Collège de France, et revu par l'auteur. Paris, 1870. 1 fort volume in-8, avec 530 gravures dans le texte. 15 fr.

JOULIN (D.), professeur agrégé à la Faculté de médecine de Paris. **Traité complet théorique et pratique des accouchements.** Paris, 1867. 1 fort volume grand in-8, de 1200 pages avec 150 figures dans le texte. 16 fr.

MASSE (J.-N.), docteur en médecine, professeur d'anatomie. **Petit atlas complet d'anatomie descriptive du corps humain.** *Ouvrage adopté par le Conseil impérial de l'instruction publique.* Nouvelle édition augmentée des tableaux synoptiques d'anatomie descriptive. Paris, 1867. 1 vol. in-18 relié, de 113 planches gravées en taille-douce, avec texte en regard. 20 fr.

LE MÊME OUVRAGE, avec les planches coloriées. 36 fr.

Plus de quarante mille exemplaires vendus depuis son apparition ; des traductions dans toutes les langues attestent suffisamment l'accueil qui a été fait à cette utile publication. L'Atlas d'anatomie de Masse est devenu le *vade mecum* de l'amphithéâtre.

Anatomie synoptique, ou Résumé complet d'anatomie descriptive du corps humain. Paris, 1807. 1 vol. in-18 de 116 pages. 2 fr.

Ces tableaux synoptiques sont extraits de la nouvelle édition du petit Atlas d'anatomie descriptive. On a fort approuvé l'idée qui a présidé à ce travail qui, sous une forme concise, est très-utile pour revoir rapidement les articulations, les insertions musculaires, l'angéiologie, la névrologie.

PHILIPEAUX (R.), lauréat de l'Académie des sciences, de l'Académie de médecine, correspondant de la Société impériale de chirurgie, etc. **Traité de thérapeutique de la coxalgie,** suivi de la description de l'appareil inamovible, pour le traitement des coxalgies, par le professeur VERNEUIL. Paris, 1867. 1 vol. in-8 avec figures intercalées dans le texte. 8 fr.

A. PARENT, imprimeur de la Faculté de Médecine, rue M.-le-Prince, 31.

www.ingramcontent.com/pod-product-compliance
Ingram Content Group UK Ltd.
Pitfield, Milton Keynes, MK11 3LW, UK
UKHW020012100726
13658UKWH00002B/928